NEUMOLOGÍA TOMO 1

NEUMOLOGÍA TOMO 1

Teresa Chimbo - Andrea Galarza - Stephanie Irazábal - Italo Mejía - Johanna Meza
Jessica Ninabanda - Cristian Uriarte - Doris Rea - María Pinos.

IMPORTANTE

La información aquí presentada no pretende sustituir el consejo profesional en situaciones de crisis o emergencia.
Para el diagnóstico y manejo de alguna condición particular es recomendable consultar un profesional acreditado.
Cada uno de los artículos aquí recopilados son de exclusiva responsabilidad de sus autores.

2020 Cuevas Editorial,
Diseño de Portada:
ISBN Tomo 1: 9781657114296
ISBN Tomo 2: 9798600234932
Impreso en Ecuador - Printed in Ecuador
Cualquier forma de reproducción, distribución, comunicación pública o transformación de esta obra solo puede ser realizada con la autorización de sus titulares, salvo excepción prevista por la ley.

ÍNDICE DE AUTORES

EDITORA
María José Pinos Cedeño
Doctora en Medicina General por la Universidad Central del Ecuador
Doctora en Medicina Interna por la Universidad Central del Ecuador
Médico Especialista de Medicina Interna del Hospital Regional Docente de Ambato. Docente de la cátedra de Medicina Interna – Modulo Neumología de la Universidad Técnica De Ambato
Neumonía

AUTORES
Teresa Alexandra Chimbo Oyaque
Doctora en Medicina y Cirugía por la Universidad Regional Autónoma de los Andes. Médico Residente de Nefrología del Hospital General IESS de Ambato
Anatomía y fisiología pulmonar

Andrea Gabriela Galarza Sánchez
Doctora en Medicina por la Universidad Central del Ecuador
Médico residente del Hospital General IESS Quito Sur
Semiología Pulmonar

Stephanie Elizabeth Irazábal Cobo
Doctora en Medicina por la Universidad Central del Ecuador
Médico residente del Hospital Carlos Andrade Marín
Estudios Funcionales y Gasometría Arterial

Italo José Mejía Sabando
Doctor en Medicina y Cirugía por la Universidad Laica Eloy Alfaro de Manabí
Oxigenoterapia

Johanna Mercedes Meza Calvache
Doctora en Medicina por la Universidad Central del Ecuador
Médico Residente del Hospital de Especialidades de las Fuerzas Armadas N°1
Asma

Neumología

Jessica Elizabeth Ninabanda Haro
Doctora en Medicina por la Universidad Central del Ecuador
Médico del Hospital Móvil N°2 MSP
Enfermedad Pulmonar Obstructiva Crónica (EPOC)

Cristian Israel Uriarte Muñoz
Doctor en Medicina por la Universidad Central del Ecuador
Médico del Centro de Salud Tipo C La Concordia
Enfermedad Intersticial Difusa (EPID)

Doris Gabriela Rea Castro
Doctora en Medicina por la Universidad Latinoamericana de La Habana - Cuba
Médico en Libre Ejercicio de la Profesión
Bronquitis Aguda

ÍNDICE

1. Anatomía y Fisiología Pulmonar — 13
Dra. Teresa Alexandra Chimbo Oyaque

2. Semiología — 29
Dra. Andrea Gabriela Galarza Sánchez

3. Estudios Funcionales y Gasometría Arterial — 41
Dra. Stephanie Elizabeth Irazábal Cobo

4. Oxigenoterapia — 59
Dr. Italo José Mejía Sabando

5. Asma — 71
Dra. Johanna Mercedes Meza Calvache

6. Enfermedad Pulmonar Obstructiva Crónica (EPOC) — 89
Dra. Jessica Elizabeth Ninabanda Haro

7. Enfermedad Pulmonar Intersticial Difusa (EPID) — 107
Dr. Cristian Israel Uriarte Muñoz

8. Bronquitis Aguda — 123
Dra. Doris Gabriela Rea Castro

9. Neumonía — 137
Dra. María José Pinos Cedeño

10. Tuberculosis Pulmonar — 157
Dr. Guido Vinicio Salazar Bustamante

11. Tromboembolismo Pulmonar — 167
Dra. Lizeth Anabel Sánchez Santana

12. Derrame Pleural — 181
Dr. Ricardo Paul Sandoval Pazmiño

13. Hipertensión Pulmonar — 195
Dra. María Belén Olivo Peñaranda

14. Síndrome de Apnea Obstructiva del Sueño — 215
Dr. William Ronald Uriarte Chacán

CAPÍTULO 1

ANATOMÍA Y FISIOLOGÍA PULMONAR
Dra. Teresa Alexandra Chimbo Oyaque

Anatomía y Fisiología Pulmonar

Una persona puede vivir por varias semanas sin alimento y varios días sin agua, pero solamente unos pocos minutos sin oxígeno. Cada célula en el cuerpo necesita un suministro continuo de oxígeno para producir energía y crecer, repararse o reconstituirse, así como para mantener las funciones vitales. El oxígeno debe estar disponible para las células de manera que ellas lo puedan utilizar (Cruz Mena & Moreno Bolton, 2016).

Conocer la estructura del sistema respiratorio es fundamental para comprender cómo realiza sus funciones, desde la principal, el intercambio gaseoso, hasta otras funciones no respiratorias tales como el equilibrio ácido-base, fonación, defensa pulmonar, metabolismo pulmonar (Del Negro, Funk, & Feldman, 2018).

El sistema respiratorio cumple una función vital para el ser humano: la oxigenación de la sangre así como la interrelación entre su estructura y función son las que permiten que este objetivo se cumpla. La revisión actual pretende mencionar las características más importantes de la vía aérea superior e inferior, desmembrando cada uno de los órganos constituyentes y mostrando su rol en el funcionamiento del sistema respiratorio las variables fisiológicas que hacen posible la ventilación y respiración como elemento funcional del cuerpo humano (Fox SI, 2003).

EL Sistema Respiratorio

El sistema respiratorio es el vínculo para esta fuente vital de oxígeno. Incluye el diafragma y los músculos del tórax, la nariz y la boca, la faringe y la tráquea, el árbol bronquial y los pulmones. Cada uno de estos elementos será tratado más adelante también se encuentran involucrados el torrente sanguíneo, el corazón y el cerebro. El torrente sanguíneo capta el oxígeno de los pulmones para distribuirlo al resto del cuerpo y regresa el dióxido de carbono hacia ellos para su remoción (Fox SI, 2008).

El corazón crea la fuerza para desplazar la sangre a la presión y velocidad adecuada a través de todo el cuerpo. El fino funcionamiento del sistema completo es regulado por el cerebro y el sistema nervioso autónomo. Una persona en reposo respira alrededor de 6 litros de aire por minuto. El ejercicio intenso puede incrementar esta cantidad hasta cerca de 75 litros por minuto (3) (Gartner & Hiatt, 1997).

El sistema respiratorio es susceptible al daño causado por materiales tóxicos inhalados e irritantes, debido a que el área de superficie de los pulmones expuesta al aire es sumamente grande ya que el cuerpo tiene una gran necesidad de recibir oxígeno. La capacidad del sistema respiratorio de funcionar de manera apropiada tiene un gran impacto en el organismo. Las enfermedades de cada una de sus partes pueden conducir a una enfermedad o dañar otros órganos vitales. Por ejemplo, la enfermedad pulmonar ocupacional puede llevar a una cardiopatía (Guyton , 2006).

Anatomia Del Aparato Respiratorio Humano
Generalmente se divide el aparato respiratorio en una porción superior constituida por las *fosas nasales* y otra inferior formada por la *laringe, tráquea, bronquios y pulmones*. Estas estructuras calientan, humedecen y filtran el aire respirado antes de su llegada a la porción respiratoria pulmonar. Entre la porción superior y la inferior existe una parte común a los aparatos digestivo y respiratorio, la *faringe*, que servirá de paso alternativamente al bolo alimenticio durante la deglución o al aire que se dirige o proviene de los pulmones (Herring , Putney , Wyatt , Finkbeiner , & Hyde, 2014).

Figura 1. Clasificaciones anatómica y funcional de la vía aérea.

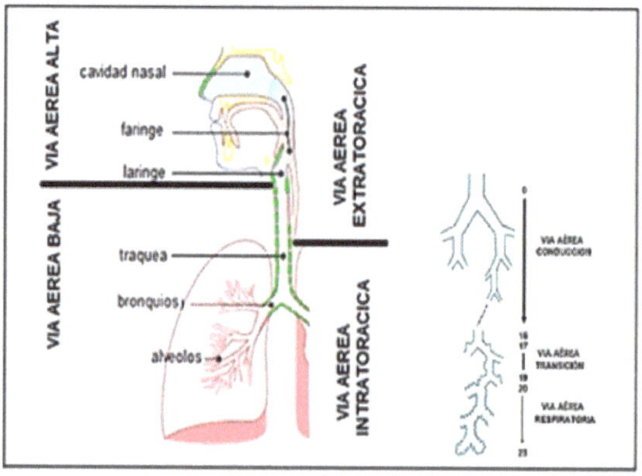

Fuente: Neumología.Fundamentos de la medicina. Restrepo. 6ª.edición.Cap 20.Insuficiencia Respiratoria Aguda

Fosas nasales
La cavidad nasal, que comienza a partir de las ventanas de la nariz, está situada encima de la boca y debajo de la caja craneal.
Contiene los órganos del sentido del olfato, y está tapizada por un epitelio secretor de moco. Al circular por la misma, el aire se *purifica, humedece y calienta*. Si sus capilares se dilatan y el moco se secreta en exceso, la nariz queda obstruida, síntoma característico del resfriado (Jacob , Francone , & Lossow , 1988).
Las fosas nasales presentan tres repliegues, los cornetes, separados por surcos o meatos que se dividen en superior, medio e inferior.
Faringe
En la faringe se entrecruzan los conductos de los aparatos digestivo y respiratorio. Los alimentos pasan de la faringe al esófago y de ahí al estómago; el aire pasa por la laringe y la tráquea a los pulmones. Para evitar que los alimentos penetren en los conductos de la respiración, siempre que se deglute se aplica al orificio superior de la laringe, la nasofaringe, una especie de válvula llamada *epiglotis* (la campanilla), mediante un movimiento reflejo (Kendig & Chernick, 2012).
Laringe
Es un órgano tubular y cartilaginoso, de forma irregular que conecta la faringe con la tráquea. Su contorno se percibe desde fuera por lo que se llama la "nuez". Contiene las cuerdas vocales, repliegues de epitelio que vibran al pasar el aire entre ellas, produciendo el sonido, la voz (Levitzky , 2017).
Tráquea
Es un tubo hueco de anillos cartilaginosos que se origina en la base de la laringe y termina dividiéndose o transformándose en los dos bronquios principales. El cartílago más importante es el tiroides (Martín & Caussade , 2012).
Pulmones
Son dos órganos de estructura esponjosa y tienen forma de pirámide con la base descansando sobre el diafragma. El derecho es mayor que el izquierdo; el derecho consta de tres partes o lóbulos, mientras que el pulmón izquierdo sólo posee dos debido a que está posicionado en el mismo lado que el corazón (Narayanan, y otros, 2012).
Cada pulmón se compone de numerosos lobulillos, los cuales a su vez contienen los *alvéolos,* que son dilataciones terminales de los bronquios. Las *pleuras* son las membranas que recubren los pulmones y los fijan en la

cavidad torácica (Taussig & Landau , 2008).
La función principal del pulmón es la hematosis, en la que tanto el oxígeno como el dióxido de carbono atraviesan la barrera sangre-aire de forma pasiva, por diferencias de concentración (difusión) entre las dos fases. También participa en la regulación de la temperatura corporal (Thibodeau & Patton , 1995).

Alvéolos: son cavidades diminutas que se encuentran formando los pulmones, en las paredes de los vasos más pequeños y de los sacos aéreos. Por fuera de los alvéolos hay redes de capilares sanguíneos. Sus paredes son muy finas, por o que las moléculas de oxígeno y de dióxido de carbono pasan con facilidad a través de ellas (Tobías, 2015).

Árbol bronquial
La tráquea se divide en dos *bronquios*, que penetran por los *hilios* en los pulmones después de un corto trayecto y allí se dividen originando tres bronquios secundarios en el pulmón derecho y dos en el izquierdo. A partir de éstos, el árbol bronquial se ramifica en forma desigual. Las primeras nueve a doce divisiones constituyen los bronquios; las ramificaciones siguientes constituyen los bronquiolos, dentro de los cuales se distinguen sucesivamente los *bronquiolos propiamente dichos, los bronquiolos terminales y los bronquiolos respiratorios*. Estos se ramifican dando lugar a los *conductos alveolares*, que a su vez originan los sacos alveolares o alvéolos, donde se produce el intercambio gaseoso (Wani, y otros, 2016).

Músculos respiratorios
Los pulmones se encuentran protegidos dentro de la caja torácica, formada por las costillas y el esternón. Entre las costillas encontramos los músculos intercostales, que ayudan en los movimientos respiratorios: los intercostales externos en la inspiración y lo internos en la espiración (Cruz Mena & Moreno Bolton , 2016).

Pero el músculo respiratorio por excelencia es el diafragma, una lámina muscular fibrosa en forma de bóveda que se fija al borde inferior del tórax y que separa la cavidad torácica de la abdominal. Al contraerse, aumenta los tres diámetros del tórax, siendo así un músculo inspirador (Del Negro , Funk , & Feldman , 2018).

Fisiologia Respiratoria
Definición del Proceso de la Respiración

El proceso de intercambio de oxígeno (O2) y dióxido de carbono (CO2) entre la sangre y la atmósfera, recibe el nombre de respiración externa. El proceso de intercambio de gases entre la sangre de los capilares y las células de los tejidos en donde se localizan esos capilares se llama respiración interna (Fox SI, 2003). El proceso de la respiración externa puede dividirse en 4 etapas principales:

- La ventilación pulmonar o intercambio del aire entre la atmósfera y los alvéolos pulmonares mediante la inspiración y la espiración
- La difusión de gases o paso del oxígeno y del dióxido de carbono desde los alvéolos a la sangre y viceversa, desde la sangre a los alvéolos
- El transporte de gases por la sangre y los líquidos corporales hasta llegar a las células y viceversa Y, por último, la regulación del proceso respiratorio.

Figura 2. Proceso de la respiración.

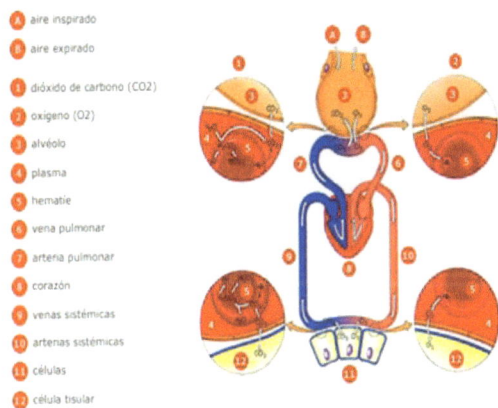

1. aire inspirado
2. aire expirado
3. dióxido de carbono (CO2)
4. oxígeno (O2)
5. alvéolo
6. plasma
7. hematíe
8. vena pulmonar
9. arteria pulmonar
10. corazón
11. venas sistémicas
12. arterias sistémicas
13. células
14. célula tisular

Fuente: Thibodeau GA, Patton KT. Estructura y Función del cuerpo humano. 10ª ed. Madrid: Harcourt Brace; 1998. p. 294. Fisiología.

Trabajo Respiratorio
En la respiración normal tranquila, la contracción de los músculos respiratorios solo ocurre durante la inspiración, mientras que la espiración es un proceso pasivo ya que se debe a la relajación muscular. En consecuencia, los músculos respiratorios normalmente solo trabajan para causar la inspiración y no la espiración (Fox SI, 2008). Los dos factores que tienen la mayor influencia en la cantidad de trabajo necesario para respirar son:
• Expansibilidad o compliance de los pulmones.
• Resistencia de las vías aéreas al flujo del aire.
La **expansibilidad o compliance** es la habilidad de los pulmones para ser estirados o expandidos. Un pulmón que tiene una compliance alta significa que es estirado o expandido con facilidad, mientras uno que tiene una compliance baja requiere más fuerza de los músculos respiratorios para ser estirado. La compliance es diferente de la elastancia o elasticidad pulmonar. La elasticidad significa resistencia a la deformación y es la capacidad que tiene un tejido elástico de ser deformado o estirado por una pequeña fuerza y de recuperar la forma y dimensiones originales cuando la fuerza es retirada (Gartner & Hiatt, 1997).

Para poder realizar la inspiración con facilidad, estas dos fuerzas son contrarrestadas por: la presión intrapleural negativa que existe en el interior de las cavidades pleurales y que obliga a los pulmones a seguir a la pared torácica en su expansión (leer apartado de ventilación pulmonar), el agente tensioactivo o surfactante que es una mezcla de fosfolípidos y proteínas, segregada por unas células especiales que forman parte del epitelio alveolar, los neumocitos de tipo II, y que disminuye la tensión superficial del líquido que recubre interiormente los alvéolos. La síntesis de surfactante comienza alrededor de la semana 25 del desarrollo fetal y cuando no se segrega, la expansión pulmonar es muy difícil y se necesitan presiones intrapleurales extremadamente negativas para poder vencer la tendencia de los alvéolos al colapso (Guyton, 2006).
Resistencia de las vías aéreas al flujo del aire, Los factores que contribuyen a la resistencia de las vías respiratorias al flujo del aire son: la longitud de las vías, la viscosidad del aire que fluye a través de las vías, el radio de las vías. Si no hay una patología de estas vías que provoque un estrechamiento de las mismas, la mayor parte del trabajo realizado por los músculos durante la respiración normal tranquila, se utiliza para expandir los

pulmones y solamente una pequeña cantidad se emplea para superar la resistencia de las vías respiratorias al flujo del aire (Herring , Putney , Wyatt , Finkbeiner , & Hyde, 2014).

Ventilación Pulmonar
Es la primera etapa del proceso de la respiración y consiste en el flujo de aire hacia adentro y hacia afuera de los pulmones, es decir, en la inspiración y en la espiración (Jacob , Francone , & Lossow , 1988).

Figura 4. Proceso de la respiración.

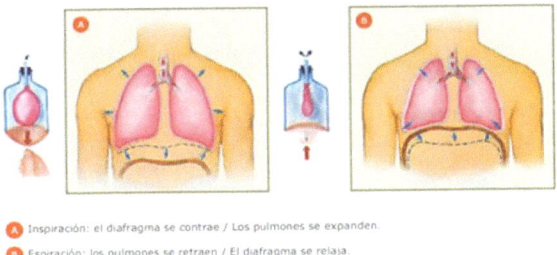

Ⓐ Inspiración: el diafragma se contrae / Los pulmones se expanden.
Ⓑ Espiración: los pulmones se retraen / El diafragma se relaja.

Fuente: Thibodeau GA, Patton KT. Anatomía y Fisiología. 2ª ed. Madrid: Mosby-Doyma Libros; 1995. p. 602.

El aire atmosférico es una mezcla de gases y vapor de agua. La presión total de una mezcla de gases es la suma de las presiones de los gases individuales. La presión atmosférica a nivel del mar es 760 mmHg, de la que un 78% se debe a moléculas de nitrógeno (N2), un 21% a moléculas de oxígeno (O2) y así sucesivamente. La presión de un gas en una mezcla de gases, se llama presión parcial de ese gas y es determinado por su abundancia en la mezcla. Para encontrar la presión parcial, se multiplica la presión atmosférica (Patm) por la contribución relativa del gas (%) a la mezcla de gases que constituye el aire: Presión parcial de oxígeno (P02) = 760 mmHg x 21% = 160 mmHg en la atmósfera La presión parcial de los gases varía dependiendo de la cantidad de vapor de agua del aire (Kendig & Chernick, 2012).

El agua diluye la contribución de los gases a la presión del aire, de modo que cuando hay mucha humedad en el aire, la presión parcial de los gases disminuye, es decir, disminuye la cantidad de esos gases en el aire que respiramos. Por convención, en fisiología respiratoria se considera a la presión atmosférica como 0 mmHg. Así que cuando hablamos de una presión negativa nos referimos a una presión por debajo de la presión atmosférica y de una presión positiva nos referimos a una presión por encima de la atmosférica (Levitzky , 2017).

El flujo de aire hacia adentro y hacia afuera de los pulmones depende de la diferencia de presión producida por una bomba. Los músculos respiratorios constituyen esta bomba y cuando se contraen y se relajan crean gradientes de presión. Las presiones en el sistema respiratorio pueden medirse en los espacios aéreos de los pulmones (presión intrapulmonar) o dentro del espacio pleural (presión intrapleural). Debido a que la presión atmosférica es relativamente constante, la presión en los pulmones debe ser mayor o menor que la presión atmosférica para que el aire pueda fluir entre el medio ambiente y los alvéolos (Martín & Caussade , 2012).

Durante la inspiración, la contracción del diafragma y de los músculos inspiratorios da lugar a un incremento de la capacidad de la cavidad torácica, con lo que la presión intrapulmonar se hace ligeramente inferior con respecto a la atmosférica, lo que hace que el aire entre en las vías respiratorias (Narayanan, y otros, 2012).

Durante la espiración, los músculos respiratorios se relajan y vuelven a sus posiciones de reposo. A medida que esto sucede, la capacidad de la cavidad torácica disminuye con lo que la presión intrapulmonar aumenta con respecto a la atmosférica y el aire sale de los pulmones. Como los pulmones son incapaces de expandirse y contraerse por sí mismos, tienen que moverse en asociación con el tórax. Los pulmones están "pegados" a la caja torácica por el líquido pleural que se encuentra entre las dos hojas pleurales, la visceral y la parietal (es lo mismo que sucedería con dos láminas de cristal unidas entre por una fina capa de líquido, es imposible separar entre sí esas dos láminas de cristal, a no ser que se deslicen una sobre otra) (Taussig & Landau , 2008).

La presión intrapleural, del espacio intrapleural, es inferior a la atmosférica y surge durante el desarrollo, a medida que la caja torácica con su pleural parietal asociada crece más rápido que el pulmón con su pleural visceral. Las dos hojas pleurales se mantienen juntas por el líquido pleural, de modo que los pulmones elásticos son forzados a estirarse para adaptarse al mayor volumen de la caja torácica. Al mismo tiempo, sucede que la fuerza elástica tiende a llevar a los pulmones a su posición de reposo, lejos de la caja torácica. La combinación de la fuerza de estiramiento hacia fuera de la caja torácica y la fuerza elástica de los pulmones hacia adentro, crea una presión intrapleural negativa, lo que significa que es inferior a la presión atmosférica. No hay que olvidar que la cavidad pleural está cerrada herméticamente, de modo que la presión intrapleural nunca se puede equilibrar con la presión atmosférica (Thibodeau & Patton , 1995).

Volúmenes y Capacidades Pulmonares

Un método simple para estudiar la ventilación pulmonar consiste en registrar el volumen de aire que entra y sale de los pulmones, es lo que se llama realizar una espirometría.

Se ha dividido el aire movido en los pulmones durante la respiración en 4 volúmenes diferentes y en 4 capacidades diferentes:

- Volumen corriente (VC): Es el volumen de aire inspirado o espirado con cada respiración normal. El explorador dice al paciente: "respire tranquilamente". En un varón adulto es de unos 500 ml.
- Volumen de reserva inspiratoria (VRI): Es el volumen extra de aire que puede ser inspirado sobre el del volumen corriente. El explorador dice al paciente: "inspire la mayor cantidad de aire que usted pueda". En un varón adulto es de unos 3000 ml.
- Volumen de reserva espiratoria (VRE): Es el volumen de aire que puede ser espirado en una espiración forzada después del final de una espiración normal. El explorador dice al paciente: "expulse la mayor cantidad de aire que usted pueda". En un varón adulto es de unos 1100 ml. (Guyton , 2006).
- Volumen residual (VR): Este volumen no puede medirse directamente como los anteriores. Es el volumen de aire que permanece en los pulmones al final de una espiración forzada, no puede ser eliminado ni siquiera con una espiración forzada y es importante porque proporciona aire a los alvéolos para que puedan airear la sangre entre dos inspiraciones. En un varón adulto es de unos 1200 ml.

CAPACIDADES PULMONARES son combinaciones de 2 ó más volúmenes.

- Capacidad inspiratoria (CI): Es la combinación del volumen corriente más el volumen de reserva inspiratoria (VC + VRI). Es la cantidad de aire que una persona puede inspirar comenzando en el nivel de espiración normal y distendiendo los pulmones lo máximo posible. En un varón adulto es de unos 3500 ml.
- Capacidad residual funcional (CRF): Es la combinación del volumen de reserva espiratorio más el volumen residual (VRE + VR). En un varón adulto es de unos 2300 ml. (Guyton, 2006).
- Capacidad vital (CV): Es la combinación del volumen de reserva inspiratorio más el volumen corriente más el volumen de reserva espiratorio (VRI + VC + VRE). Es la cantidad máxima de aire que una persona puede eliminar de los pulmones después de haberlos llenado al máximo. (Guyton, 2006).
- Capacidad pulmonar total (CPT): Es la combinación de la capacidad vital más el volumen residual (CV + VR). Es el volumen máximo de aire que contienen los pulmones después del mayor esfuerzo inspiratorio posible. En un varón adulto es de unos 5800 ml. (Guyton, 2006).

La medición de la capacidad vital es la más importante en la clínica respiratoria para vigilar la evolución de los procesos pulmonares. En un varón adulto es de unos 4600 ml. En esta prueba se valora mucho la primera parte de la espiración, es decir, la persona hace un esfuerzo inspiratorio máximo y a continuación espira tan rápida y completamente como puede.

El volumen de aire exhalado en el primer segundo, bajo estas condiciones, se llama volumen espiratorio forzado en un segundo (FEV1, siglas en inglés). En adultos sanos el FEV1 es de alrededor del 80% de la capacidad vital, es decir, que el 80% de la capacidad vital se puede espirar forzadamente en el primer segundo. El FEV1 constituye una medida muy importante para examinar la evolución de una serie de enfermedades pulmonares. (Guyton, 2006).

Difusión o intercambio alvéolo-capilar de gases I

Una vez que los alvéolos se han ventilado con aire nuevo, el siguiente paso en el proceso respiratorio es la difusión del oxígeno (O_2) desde los alvéolos hacia la sangre y del dióxido de carbono (CO_2) en dirección opuesta. La cantidad de oxígeno y de dióxido de carbono que se disuelve en el plasma depende del gradiente de presiones y de la solubilidad del gas.

Ya que la solubilidad de cada gas es constante, el principal determinante del intercambio de gases es el gradiente de la presión parcial del gas a ambos lados de la membrana alvéolo-capilar. Los gases fluyen desde regiones de elevada presión parcial a regiones de baja presión parcial (Tobias, 2015).

La PO2 normal en los alvéolos es de 100 mmHg mientras que la PO2 normal en la sangre venosa que llega a los pulmones, es de 40 mmHg. Por tanto, el oxígeno se mueve desde los alvéolos al interior de los capilares pulmonares. Lo contrario sucede con el dióxido de carbono. La PCO2 normal en los alvéolos es de 40 mmHg mientras que la PCO2 normal de la sangre venosa que llega a los pulmones es de 46 mmHg. Por tanto, el dióxido de carbono se mueve desde el plasma al interior de los alvéolos. A medida que difunde más gas de un área a otra de la membrana, la presión parcial va disminuyendo en un lado y aumentando en otro, de modo que los 2 valores se van acercando y, por tanto, la intensidad de la difusión es cada vez menor hasta que llega un momento en que las presiones a ambos lados de la membrana alvéolo-capilar se igualan y la difusión se detiene (Wani, y otros, 2016).

La cantidad de aire alveolar sustituida por aire atmosférico nuevo con cada movimiento respiratorio solo es la 1/7 parte del total, de modo que se necesitan varios movimientos respiratorios para renovar la mayor parte del aire alveolar. Con una ventilación alveolar normal se necesitan unos 17 segundos aproximadamente, para sustituir la mitad del aire alveolar y esta lentitud tiene importancia para evitar cambios bruscos en las concentraciones gaseosas de la sangre (Cruz Mena & Moreno Bolton , 2016).

Membrana respiratoria o membrana alvéolo-capilar
Las paredes alveolares son muy delgadas y sobre ellas hay una red casi sólida de capilares interconectados entre sí. Debido a la gran extensión de esta red capilar, el flujo de sangre por la pared alveolar es descrito como laminar y, por tanto, los gases alveolares están en proximidad estrecha con la sangre de los capilares. Por otro lado, los gases que tienen importancia respiratoria son muy solubles en los lípidos y en consecuencia también son muy solubles en las membranas celulares y pueden difundir a través de éstas, lo que resulta interesante porque el recambio gaseoso entre el aire alveolar y la sangre pulmonar se produce a través de una serie de membranas y capas que se denominan en conjunto, membrana respiratoria

o membrana alvéolo-capilar. A pesar del gran número de capas, el espesor global de la membrana respiratoria varía de 0.2 a 0.6 micras y su superficie total es muy grande ya que se calculan unos 300 millones de alvéolos en los dos pulmones. Además, el diámetro medio de los capilares pulmonares es de unas 8 micras lo que significa que los glóbulos rojos deben deformarse para atravesarlos y, por tanto, la membrana del glóbulo rojo suele tocar el endotelio capilar, de modo que el O2 y el CO2 casi no necesitan atravesar el plasma cuando difunden entre el hematíe y el alvéolo por lo que aumenta su velocidad de difusión. La difusión del oxígeno y del dióxido de carbono a través de la membrana respiratoria alcanza el equilibrio en menos de 1 segundo de modo que cuando la sangre abandona el alvéolo tiene una PO2 de 100 mmHg y una PCO2 de 40 mmHg, idénticas a las presiones parciales de los dos gases en el alvéolo (Del Negro , Funk , & Feldman , 2018).

Transporte de Dióxido de Carbono

La producción de dióxido de carbono (CO2) se realiza en los tejidos como resultado del metabolismo celular, de donde es recogido por la sangre y llevado hasta los pulmones. Aunque el dióxido de carbono es más soluble en los líquidos corporales que el oxígeno, las células producen más CO2 del que se puede transportar disuelto en el plasma. De modo que la sangre venosa transporta el CO2 de 3 maneras. (Fox SI, 2003).

1. **Combinado con la HB**: el 20% del CO2 que penetra en la sangre que circula por los capilares tisulares es transportado combinado con los grupos amino de la hemoglobina. Cuando el oxígeno abandona sus sitios de unión en los grupos hemo de la Hb, el dióxido de carbono se une a la Hb en sus grupos amino formando carbaminohemoglobina (Fox SI, 2008).

2. **En forma de bicarbonato:** cerca del 75% del CO2 que pasa de los tejidos a la sangre es transportado en forma de iones bicarbonato (HCO3 -) en el interior de los hematíes. El dióxido de carbono difunde al interior de los hematíes en donde reacciona con agua en presencia de un enzima, la anhidrasa carbónica, para formar ácido carbónico (Gartner & Hiatt , 1997).

El ácido carbónico se disocia en un ión de hidrógeno y un ión de bicarbonato a medida que el CO2 va entrando en los hematíes se va produciendo ácido carbónico y bicarbonato hasta alcanzar el equilibrio.

Los productos finales deben ser eliminados del citoplasma de los hematíes.

El ácido carbónico se disocia en un ión de hidrógeno y un ión de bicarbonato a medida que el CO2 va entrando en los hematíes se va produciendo ácido carbónico y bicarbonato hasta alcanzar el equilibrio.

Los productos finales deben ser eliminados del citoplasma de los hematíes. El CO2 difunde desde el plasma al interior de los alvéolos y la PCO2 del plasma empieza a bajar, lo que permite que el CO2 salga de los hematíes, los H+ se liberan de la Hemoglobina y el bicarbonato del plasma entra en los hematíes.

El bicarbonato y los H+ forman ácido carbónico que, a su vez, se convierte en CO2 y en agua. El dióxido de carbono entonces difunde desde los hematíes al interior de los alvéolos para ser expulsado al exterior del organismo por la espiración. (Guyton , 2006).

3. **En solución simple**: el CO2 es muy soluble en agua y la cantidad del que es transportado en solución depende de su presión parcial, aunque en condiciones normales solo un 7-10% del transporte del CO2 se realiza en solución, disuelto en el plasma (Herring , Putney , Wyatt , Finkbeiner , & Hyde, 2014)

Regulación o control de la respiración
La respiración se realiza a consecuencia de la descarga rítmica de neuronas motoras situadas en la médula espinal que se encargan de inervar los músculos inspiratorios (Jacob , Francone , & Lossow , 1988). A su vez, estas motoneuronas espinales están controladas por 2 mecanismos nerviosos separados pero interdependientes:
- Un sistema **Voluntario**, localizado en la corteza cerebral, por el que el ser humano controla su frecuencia y su profundidad respiratoria voluntariamente, por ejemplo al tocar un instrumento o al cantar.
- Un sistema **Automático o involuntario**, localizado en el tronco del encéfalo que ajusta la respiración a las necesidades metabólicas del organismo, es el centro respiratorio (CR) cuya actividad global es regulada por 2 mecanismos, un control químico motivado por los cambios de composición química de la sangre arterial: dióxido de carbono [CO2], oxígeno [O2] e hidrogeniones [H+] y un control no químico debido a señales provenientes de otras zonas del organismo.

Bibliografía

1. Cruz Mena , E., & Moreno Bolton , R. (2016). Control de la ventilación. In: Aparato Respiratorio: Fisiología y Clínica. Obtenido de http://escuela.med.puc.cl/publ/Aparatorespiratorio/
2. Del Negro , C., Funk , G., & Feldman , J. (2018). Breathing matters. New Jersey: Nat Rev Neurosci.
3. Fox SI. (2003). Fisiología Humana. Madrid: McGraw-Hill-Interamericana 7^a ed.
4. Fox SI. (2008). Fisiología Humana. Madrid: McGraw-Hill-Interamericana 10^a ed.
5. Gartner , L., & Hiatt , J. (1997). Histología Texto y Atlas. México: Mc Graw Hill Interamericana 1^a ed.
6. Guyton , A. (2006). Tratado de Fisiología Médica. Madrid: Elsevier España 11^a ed.
7. Herring , M., Putney , L., Wyatt , G., Finkbeiner , W., & Hyde, D. (2014). Growth of alveoli during postnatal development in humans based on stereological estimation. New York: Am J Physiol Cell Mol Physiol.
8. Jacob , S., Francone , C., & Lossow , W. (1988). Anatomía y Fisiología Humana. México: Nueva Editorial Interamericana 4^a ed.
9. Kendig, & Chernick. (2012). The Structural and Physiologic Basis of Respiratory Disease. In: Disorders of the Respiratory Tract in Children. Philadelphia: Elsevier Saunders 8th ed.
10. Levitzky , M. (2017). Nonrespiratory Functions of the Lung. In: Pulmonary Physiology. Obtenido de http://accessmedicine. mhmedical.com/content.aspx?aid=1149865805
11. Martín , J., & Caussade , D. (2012). Evaluación funcional de la vía aérea. Philadelphia: MC Graw-Hill.
12. Narayanan, M., Owers-Bradley , J., Beardsmore , C., Mada, M., Ball, I., & Garipov, R. (2012). Alveolarization Continues during Childhood and Adolescence. Philadelphia: Am J Respir Crit Care Med.
13. Taussig , L., & Landau , L. (2008). Applied Clinical Respiratory Physiology. In: Pediatric Respiratory Medicine. Philadelphia: Mosby Elsevier 2nd ed.
14. Thibodeau , G., & Patton , K. (1995). Anatomía y Fisiología. Madrid: Mosby/Doyma Libros 2^a ed.
15. Tobias, J. (2015). Pediatric airway anatomy may not be what we thought: Implications for clinical practice and the use of cuffed endotracheal tubes.
16. Philadelphia: Paediatr Anaesth.
17. Wani, T., Bissonnette, B., Rafiq Malik, M., Hayes, D., Ramesh, A., & Al Sohaibani, M. (2016). Age-based analysis of pediatric upper airway dimensions using computed tomography imaging. Pediatr Pulmonol. Function and Structure of. Levitzky MG.

CAPÍTULO 2

SEMIOLOGÍA PULMONAR
Dra. Andrea Gabriela Galarza Sánchez

Semiología

Las patologías del sistema respiratorio son muy frecuentes, tanto en la infancia como en la edad adulta, por ende son las consultas más solicitadas durante la atención en los servicios médicos. Como personal de salud debemos tener el conocimiento sobre la exploración física y al significado de los datos clínicos que encontremos en la misma.

El estudio de las enfermedades respiratorias, nos permite generar suposiciones sobre algunas patologías o síndromes que nos llevarán a orientar nuestros diagnósticos, y requiere de una sensibilidad especial, que se va adquiriendo con la práctica constante y, aunque muchas veces nos encontramos con limitaciones, aún no ha podido ser sustituida por los avances tecnológicos. Además, de una adecuada anamnesis, la exploración física mejora la capacidad de comunicación y relación entre el médico y el paciente.

El estetoscopio, a más de ser un emblema médico, es la herramienta que nos permitirá llevar a cabo nuestro trabajo adecuadamente, como dato tenemos que fue creado por francés René Laënnec en el año 1816.

1. Anamnesis

Para una correcta anamnesis, deben recogerse algunos datos, entre ellos los más importantes dentro del aparato respiratorio tenemos:

- Antecedentes familiares: Enfermedades hereditarias (déficit de -1-antitripsina, fibrosis quística, déficit de inmunoglobulinas...), enfermedades infecciosas, asma.
- Hábitos tóxicos: Tabaco, alcohol, otras drogas.
- Antecedentes personales: Historia laboral, características de la vivienda, características del lugar de trabajo, exposición de tóxicos inhalantes, contacto con animales, viajes recientes, fármacos, alergias, sensibilidad conocida a alérgenos, contactos de interés epidemiológico.
- Datos relacionados con la enfermedad respiratoria: Síntomas y síntomas asociados, situación y clínica de la enfermedad, ingresos hospitalarios previos, medicación regular.

Hay que recordar los síntomas de consulta más frecuentes en pacientes con enfermedades respiratorias: tos (con o sin expectoración), hemoptisis, dolor torácico y disnea; y debemos recordar que estos síntomas respiratorios no suelen presentarse de forma aislada sino asociados entre ellos, en combinación con síntomas generales (fiebre, astenia, anorexia, pérdida de peso) y, también pueden asociarse a otros síntomas que propiamente no son respiratorios (disfonía, edema de extremidades, somnolencia, ronquido).

Neumología

Otros datos de las anamnesis importantes en Rehabilitación son:
- Enfermedades asociadas: cardiopatías, enfermedad vascular periférica, enfermedades y procesos osteo-articulares.
- Actividades de vida diaria, instrumentadas, laboral y/o lúdicas que no pueden realizarse a causa de la enfermedad, las preferencias del paciente respecto al ejercicio.
- Entorno socio-familiar.

2.- Exploración Física:

Es la observación clínica del paciente, y nos proporciona ciertos detalles específicos y datos de interés.

Para iniciar con la exploración del aparato respiratorio es necesario precisar anatómicamente las líneas y regiones del tórax:

Tabla 1. Anatomía torácica:

Líneas	Regiones
Cara anterior del tórax (figura 1): 1. Medioesternal. 2. Paraesternal. 3. Medioclavicular 4. Línea axilar anterior 5. Línea axilar media 6. Línea axilar posterior	Cara anterior del tórax (figura 3): a. Región supraclavicular b. Región supraesternal c. Región infraclavicular d. Región mamaria
Cara posterior del tórax (figura 2): 7. Línea vertebral 8. Líneas escapulares 9. Línea escapuloespinal 10. Línea infraescapular 11. Línea duodécima dorsal o basal de Mouriquand.	Cara lateral del tórax (figura 3): e. Región axilar f. Región Infraaxilar
	Cara posterior del tórax (figura 4): g. Región supraescapular h. Escapular. i. Región escápulovertebral j. Región infraescapular

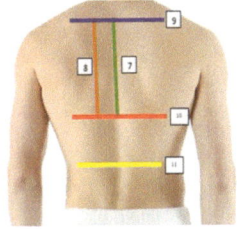 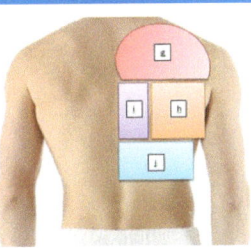

Pasos para la correcta exploración torácica:
Para empezar la exploración física del tórax, debemos colocar al paciente en posición de pie, sentado o acostado en cama, todo depende de su estado de salud, sin embargo, la posición ideal es con el paciente sentado, con las manos sobre ambas rodillas, y el tórax debe estar descubierto (siempre cuidando el decoro del paciente).

Es importante seguir un método ordenado y secuencial para que no se nos quede ningún área por examinar, primero se explora el plano posterior, desde arriba hacia abajo (las regiones de los vértices hacia las bases pulmonares), luego el plano anterior, en igual secuencia y finalmente, el plano lateral; en cada plano debe examinarse, primero un lado, después el otro y luego efectuar una exploración comparada de áreas simétricas.

Además, el lugar donde se vaya a llevar a cabo la exploración, debe estar iluminado, con una temperatura adecuada y con el menor ruido posible para comodidad del paciente.

La exploración física del tórax comprende cuatro etapas: inspección, palpación, percusión y auscultación.

1.- **Inspección:** Consiste en una observación minuciosa y detallada de la superficie torácica, con el fin de detectar alteraciones en la forma, volumen, movilidad, el estado de la piel, del tejido celular subcutáneo y de las estructuras musculo-esqueléticas.

Hay que moverse alrededor del paciente para inspeccionar las diferentes regiones y líneas en los tres planos (posterior, anterior y lateral).

Evaluación del tórax en estática:
- Se puede observar la piel, edemas, atrofias musculares, configuración (columna vertebral, esternón), simetría.

Evaluación del tórax en dinámica:

- La frecuencia respiratoria.
- La amplitud respiratoria.
- Expansión de la caja torácica durante la respiración: Amplitud, posibles asimetrías, coordinación entre los movimientos del tórax y abdomen.

Ritmo respiratorio:
- Tiraje: tiraje intercostal, aleteo nasal inspiratorio, retracciones…
- Otros: utilización de la musculatura accesoria, labios fruncidos durante la espiración.
- La frecuencia respiratoria.
- La amplitud respiratoria.
- Expansión de la caja torácica durante la respiración: Amplitud, posibles asimetrías, coordinación entre los movimientos del tórax y abdomen.

Ritmo respiratorio:
- Tiraje: tiraje intercostal, aleteo nasal inspiratorio, retracciones…

    Otros: utilización de la musculatura accesoria, labios fruncidos durante la espiración.

Tabla 2. Dinámica respiratoria:

	Significado		
Tipo respiratorio	Costal: En mujeres	Costo-abdominal: Hombres	Abdominal: Niños
Frecuencia respiratoria	Taquipnea: >20 respiraciones/minuto	Bradipnea: <20 respiraciones/minuto	Apnea: se suspende respiracion
mplitud respiratoria	Hiperpnea: Aumento en la cantidad de aire ventilado por unidad de tiempo	Eupnea: cantidad Normal de aire ventilado por unidad de tiempo	Hipopnea: Disminución del flujo aéreo de magnitud superior al 50% del flujo basal
Ritmo respiratorio:	Cheyne Stokes: Períodos en los cuales la respiración es profunda y luego superficial, lo que puede provocar apnea central	Biot: también llamada respiración atáxica, es caracterizado por su irregularidad completa, que combina períodos de apnea con movimientos respiratorios irregulares y superficiales	Kussmaul: respiración rápida, profunda y laboriosa de personas con cetoacidosis o en coma diabético

2.- Palpación:

Se realiza a través del tacto superficial para confirmar las alteraciones en la superficie del tórax a través de las bases de anatomía que tenemos, así como también se podrían detectar otras anormalidades que se escaparon en la inspección.

Su finalidad es confirmar la información obtenida anteriormente y agregar más detalles, brinda información sobre partes blandas y caja torácica, ganglios del cuello y axilas, movimiento respiratorio, frémitos y vibraciones vocales.

La manera correcta es aplicar la mano plana sobre una parte descubierta del tórax, comparándola con otra región simétrica; la maniobra de Rouault permite que los extremos de los pulgares coincidan a nivel de la séptima vértebra cervical, de esta forma, investigamos la adecuada expansión respiratoria de los vértices.

En el neumotórax y derrames pleurales, la movilidad torácica está disminuida o abolida en el lado afectado.
- Palpación de las fosas supraclavicular, infraclavicular, supraesternal.
- Maniobra de Merlo (palpación de la superficie torácica).
- Elasticidad y expansión torácica.
- Vibraciones (percepción del frémito, sensación vibratoria).
- Ruidos palpables (enfisema subcutáneo, pleura con exudado, estenosis bronquial).

3.- Percusión:

Se utiliza la transmisión de una onda sonora para obtener información no superficial del tórax y su finalidad es determinar la naturaleza de la alteración y ubicar la profundidad de la lesión.

La maniobra consiste en golpear suavemente la superficie del tórax, con el fin de obtener sonidos cuyas características nos permiten reconocer la naturaleza física de la alteración y los límites del pulmón subyacente (figura 5).

La percusión es de dos tipos:
- Comparativa: con ella es posible reconocer el sonido normal en una misma región.

Neumología

- Topográfica: se utiliza para limitar los contornos de los órganos

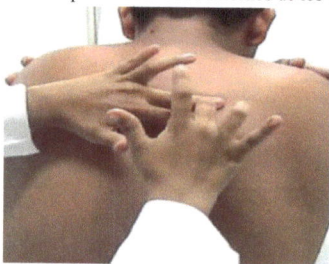

Figura 5

Existen diferentes métodos para realizarla, sin embargo, el que se utiliza para la exploración del tórax es la llamada mediata o digito-digital, el resultado auditivo se debe a la sonoridad del pulmón y el táctil se debe a la elasticidad del pulmón.

Para la evaluación del sonido pulmonar, hay que recordar que no se deben percutir las costillas, las escápulas, ni ninguna otra estructura ósea

Tabla 3. Sonidos obtenidos a la percusión:

Claro pulmonar	Matidez	Timpánico
Se obtiene al percutir el tejido pulmonar normal	Es resultado de percutir sobre el hígado y el corazón	Se genera al percutir el estómago

La sonoridad a la percusión puede estar disminuida en la condensación pulmonar y el derrame pleural.

Si la sonoridad está incrementada debemos descartar la presencia de enfisema y neumotórax.

4.- **Auscultación:**
Es un error auscultar por encima de la ropa, porque se entorpece la

auscultación y se pueden originar ruidos accesorios que pueden confundirse con ruidos respiratorios anormales (Figura 6).

Se debe invitar al examinado a que respire tranquila y regularmente, sin esfuerzo, pero más profundamente que lo habitual. Que respire por la nariz con la boca entreabierta o por la boca, según su preferencia o hábito, cuidando siempre de no hacer ruidos nasales o bucales.

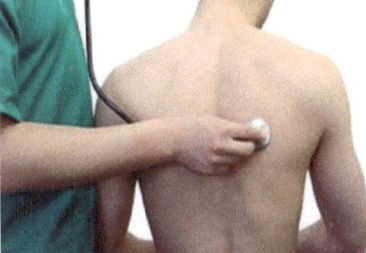

Figura 6

Se realiza con el estetoscopio, el cual nos permite estudiar las características del sonido respiratorio y poder clasificarlo en normal y anormal. La secuencia que se debe seguir es (figura 7):

- Cara posterior del tórax comprende diez sitios en los que se incluye a la cara lateral del tórax; la auscultación se inicia en la región supraescapular izquierda y a partir de este punto se sigue una secuencia descendente, por las regiones interescapulares, infraescapulares y axilares, siempre deberá ser comparativa en el mismo nivel de localización, entre el lado derecho e izquierdo. Cuando el ruido es anormal, éste puede estar aumentado, disminuido o ausente en comparación con el lado contralateral al mismo nivel.

- La cara anterior del tórax comprende diez sitios, cuya secuencia es similar a lo descrito anteriormente para la cara posterior. Se inicia en la región supraclavicular derecha, siguiendo las líneas paraesternales, pasando por la línea axilar anterior.

Neumología

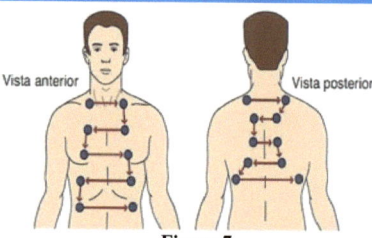

Figura 7

a) Ruidos respiratorios normales: el murmullo vesicular, los ruidos traqueales, bronquiales, broncovesicular y vesicular.

b) Ruidos respiratorios anormales:

Estertores: Es un ruido similar al que se produce al frotar el cabello con los dedos cerca del oído. Se originan en la tráquea, bronquios o pulmones y son producidos por vibración de líquido, exudado o moco dentro del árbol respiratorio.

Crepitantes: Se denominan también estertores húmedos, y son como crujidos. Se deben al líquido en los alveolos, en particular si se presentan al final de la inspiración.

Roncus: Son ruidos sonoros, continuos que provienen de la tráquea o los bronquios, producidos por la vibración del moco espeso en los bronquios. Indican obstrucción parcial de las vías aéreas por líquidos en alguna parte del árbol respiratorio. Pueden ser:

- Roncus de obstrucción menor (ruidos finos y de alto tono) que en el asma se presentan característicamente en la espiración, mientras que en la bronquitis ocurren en la inspiración.
- Roncus de obstrucción mayor (ruidos sonoros, de tono bajo, crujientes o sibilantes, que pueden ser abolidos o alterados por la tos).

Sibilancias: Ruido agudo, similar a un silbido. Predomina en la espiración. Se produce por estenosis de un bronquio de pequeño calibre.

Ruidos respiratorios traqueales y bronquiales cuando se escuchan fuera de su área torácica

Broncoespasmos: Estertores sibilantes escuchados predominantemente durante la inspiración y puede ser debido a retención de secreciones, edema de la mucosa bronquial, colapso de vías aéreas, espasmo muscular o una combinación de estos trastornos.

Frote pleural: Ruido de tono bajo, grueso, frotante o áspero, se escucha durante ambas fases de la respiración. Desaparece si el paciente contiene la respiración e indica inflamación de la pleura.

Ruidos transmitidos: Ruidos bronquiales o tubulares, finamente audibles, que se escuchan sobre áreas de pulmón que producen típicamente murmullo vesicular. Se encuentran cuando alguna región pulmonar se consolida por reacción inflamatoria.

Ausencia de ruidos o ruidos disminuidos: Son los que se presentan cuando el aire no penetra a esa porción del pulmón por obstrucción de vías aéreas o por acumulación de líquido pleural o aire entre la pared torácica y el pulmón adyacente.

Soplos: Resultan de la transmisión del ruido laringo-traqueal a zonas torácicas en las que normalmente se ausculta murmullo vesicular (tubárico, pleural, cavernoso, anfórico).

Auscultación de la voz: Encontramos la resonancia vocal normal, broncofonía, pectoriloquia, egofonía, anforofonía.

Bibliografía:

1. Antonio Surós Batlló, Juan Surós Batlló. *Semiología médica y técnica exploratoria*. Elsevier Masson. 8ª. Edición. 2014.
2. Báez-Saldaña R, Monraz-Pérez S, Fortoul-van der Goes T, Castillo-González P, Rumbo-Nava U, García-Torrentera R, Ortíz-Siordia R. Exploración física toracopulmonar. Proyecto tutorial-interactivo. Neumol Cir Tórax. 2016
3. Gurung A, Scrafford CG, James M. Tielsch JM, Levine OS, Checkley W. Computerized lung sound analysis as diagnostic aid for the detection of abnormal lung sounds: A systematic review and meta-analysis. Respiratory Medicine. 2011
4. Jiménez Montero B, Zafra Anta MA, Barrio Gómez de Agüero Ml. Anamnesis, exploración física y exploraciones complementarias. (RESPIRATORIO). Cap 126. Manual de Diagnóstico y Terapéutica en Pediatría. 5ª ed 2009.

CAPÍTULO 3

ESTUDIOS FUNCIONALES Y GASOMETRÍA ARTERIAL
Dra. Stephanie Elizabeth Irazábal Cobo

Estudios Funcionales y Gasometría Arterial

Los estudios funcionales respiratorios, son una base importante en la clínica del paciente, para determinar si existe o no una patología respiratoria, permitiendo evaluar si se inhala o exhala aire a los pulmones correctamente, evaluando progresión, pronóstico, así como efectividad de tratamientos propuestos. Cada paciente es sometido a diferentes pruebas debido a la valoración médica, estos determinarán cuantas pruebas a realizarse y la complementación entre las mismas. Los estudios funcionales a realizarse con mayor necesidad diagnostica son, la espirometría, pletismografía corporal y pruebas de reto bronquial. Las de intercambio gaseoso son la difusión pulmonar de monóxido de carbono (DLCO), gasometría arterial y oximetría de pulso. Las pruebas de ejercicio permiten analizar la respuesta unificada de los sistemas del cuerpo, (respuesta respiratoria, cardiovascular, metabólica, musculoesquelética y neurosensorial, la prueba de caminata de 6 minutos (C6M), prueba de distancia corta y prueba del escalón, entre otras. (Ismael Cosio Villegas, 2011).

Espirometría

La espirometría se realiza para evaluar la función mecánica de la respiración, mediante esta práctica se mide la cantidad de aire que una persona (inhala y exhala), de manera forzada en función del tiempo, que depende de los músculos respiratorios, del calibre de los bronquios, de la elasticidad del tórax, y pulmones. (Miller MR, Hankinson ,2005).

En el examen de la espirometría las principales mediciones son:
- Capacidad vital forzada (CVF)
- Volumen espiratorio forzado en el primer segundo (VEF1)
- El cociente VEF1/ CVF.

La capacidad vital forzada CVF es mayormente el volumen de aire medido en litros (L), que se exhala por la boca con máximo esfuerzo después de una inspiración máxima. El VEF1 es el volumen de aire exhalado durante el primer segundo de la maniobra de CVF. (Miller MR, Hankinson .2005), El cociente VEF1/CVF es la proporción de la CVF exhalada en el primer segundo de la maniobra de CVF.

Este cociente se representa como FEV1% o FEV1/FVC y se toma en cuenta la siguiente formula. FEV1% = FEV1/FVC x 100. Es un índice que al estar bajo indica patrón obstructivo, explicando de la siguiente manera, durante el primer segundo de la espiración forzada se expulsa el 70-75% de la CVF. Si el VEF1% es menor de ese porcentaje, se confirma que existe una obstrucción al flujo espiratorio (Miller MR, Hankinson J, Brusasco).

La espirometría es importante para el diagnóstico y seguimiento de enfermedades respiratorias, como el asma, enfermedad pulmonar obstructiva crónica (EPOC), de igual manera evaluar la respuesta a broncodilatadores.

La restricción pulmonar no puede ser diagnosticada con precisión mediante una espirometría ya que esta no permite medir el volumen residual, se debe realizar pruebas complementarias como la pletismografía. (C Vargas-Domínguez, *et ál.*)

Contraindicaciones Relativas
- Enfermedad cardiovascular aguda o descompensada en los últimos tres meses (infarto agudo de miocardio, insuficiencia cardiaca, enfermedad cerebrovascular).
- Neumotórax en los noventa días previos.
- Riesgo de hemoptisis o ruptura de aneurisma.
- Cirugía de tórax, abdomen, ojos u oídos en los últimos tres meses.
- Infecciones respiratorias agudas en las últimas dos semanas, tuberculosis pulmonar activa.
- Embarazo avanzado o complicado.

Interpretación
Tomando como referencia los valores origen (CVF, VEF1, VEF1/CVF) de tres maniobras aceptables y las tres gráficas de volumen-tiempo y flujo-volumen, existen dos criterios primordiales para analizar la eficacia de una espirometría. Los criterios de *aceptabilidad* hacen mención a que la maniobra tenga un inicio súbito, se inscriba el flujo-pico y exista un descenso gradual hasta la línea de base.

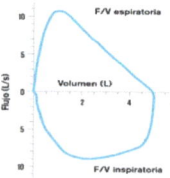 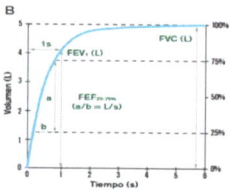

Figura 1. Se muestran las curvas de la espirometría forzada. En la gráfica A se observa la curva flujo-volumen, en la cual puede evaluarse principalmente el inicio de la maniobra; La imagen B muestra la curva volumen-tiempo en donde pueden evaluarse sobre todo los criterios de terminación, meseta y tiempo espiratorio mínimo de 6 segundos.

- Cad Aten Primaria Ano 2013 Volume 20 Páx. 7
- Neumol Cir Torax, Vol. 70, No. 2, Abril-junio 2011

El tiempo de la espiración forzada debe de ser al menos de 6 segundos, esta deberá alcanzar una meseta (variaciones de < 25 ml. en el volumen espirado) al menos de un segundo y no debe de existir artefactos como esfuerzo variable, tos, cierre glótico, entre otros. La aceptabilidad de la maniobra se fundamenta en la curva flujo-volumen (permite evaluar principalmente el inicio de la maniobra) y la curva volumen-tiempo (evalúa especialmente el final de la maniobra).

Una vez logrados los tres esfuerzos aceptables (hasta un máximo de 15 esfuerzos), se procede a evaluar la *repetibilidad*.

La repetibilidad (la diferencia entre los valores de las dos mayores CVF y entre los dos valores mayores de VEF1, (C Vargas-Domínguez, *et ál.*) aunque provengan de maniobras diferentes) no debe de ser en condiciones ideales mayor a 150 ml. o a 100 ml, cuando la CVF sea menor de 1 L. Se acepta que la repetibilidad pueda ser hasta un máximo de 200 ml.

Los tres patrones funcionales que pueden identificarse en una espirometría son normal, obstructivo y *sugerente* de restricción.

Debemos enfocarnos en el cociente VEF1/ CVF dado que es este parámetro y no el VEF1, el que permite identificar si existe un proceso obstructivo. El criterio más conocido de un patrón obstructivo; es cuando el cociente VEF1/ CVF es menor a 70%. Ese punto de corte es el internacionalmente aceptado, dicho cociente disminuye de manera normal conforme se incrementa la edad y si eso no se toma en cuenta podrían generarse falsos positivos.

En la Tabla 1 se resumen los valores referenciales en espirometría

PATRÓN FUNCIONAL	VEF1/CVF	CVF	VEF1	OBSERVACIÓN
Normal	>70% o >LIN	> 80%	> 80%	Ninguna
Obstructivo	<70% o <LIN	>80%	Cualquiera	Guardar la gravedad de la obstrucción
Sugerente de Restricción	>70% o >Lin	<80%	Cualquiera	Confirmar mediante la medición de volúmenes pulmonares

VEF₁: Volumen espiratorio forzado en el primer segundo; **CVF₁:** Capacidad Vital Forzada;
LIN₁: Límite inferior de la normalidad
Neumol Cir Torax, Vol. 70, No. 2, Abril-junio 2011

La evaluación de la respuesta al broncodilatador debe evaluarse de 20 a 30 minutos después de su administración (salbutamol 400 mg). Se le llama respuesta positiva cuando existe un cambio de al menos 200ml y 12% en cualquiera de los parámetros. (VEF1 y/o CVF), al analizar la respuesta a broncodilatadores existen 3 aspectos, la espirometría inicial (pre broncodilatador), la respuesta al broncodilatador y la espirometría final (postbroncodilatador). (Crapo RO, Casaburi R, Coates AL, *et ál 1999*) Los pacientes con EPOC e hiperreactividad bronquial presentan una respuesta completa al broncodilatador, sin embargo posterior a la evaluación continúan presentando obstrucción.

GRADO DE OBSTRUCCIÓN	VEF1 %p
Leve	80 – 100
Moderado	70 – 79
Moderadamente grave	50 – 69
Grave	35 – 49
Muy Grave	< 35

***Tabla 2.** Gravedad de la obstrucción de acuerdo con la clasificación de la ATS.*
Neumol Cir Torax, Vol. 70, No. 2, Abril-junio 2011

Patologías Obstructivas: dentro de estas mencionaremos brevemente las siguientes que presentan este patrón.

Asma
Fisiopatológicamente corresponde a) a la disminución del calibre bronquial debido a la hiperreactividad bronquial b) inflamación de las vías aéreas con presencia de infiltración de eosinófilos y células cebadas, todos estos mecanismos es en respuesta a estímulos como mastocitos, macrófagos y linfocitos, estos realizan quimiotaxis, la migración de células inflamatorias, la activación y liberación de mediadores ocasionando daño epitelial, broncoconstricción y aumento de la permeabilidad vascular.

Enfisema Pulmonar
Caracterizado por destrucción de las estructuras alveolares, la misma que producen agrandamiento permanente de los espacios aéreos, de acuerdo a su localización se define su etiología.

Bronquitis Crónica
Se asocia a cambios inflamatorios, y manifestaciones clínicas como hiperplasia de glándulas mucosas de tráquea y bronquios y la hipersecreción de moco asociado a la obstrucción de flujo de aire.

En estas patologías con patrón obstructivo encontramos una reducción del flujo aéreo producido bien por aumento de las resistencias de las vías aéreas (asma, bronquitis), y también por la disminución de la retracción elástica del parénquima (enfisema).

Dentro de los volúmenes tomados en cuenta en la espirometría encontramos reducción del flujo espiratorio máximo respecto de la capacidad vital forzada, siendo FEV_1/FVC, que se encontrará menor del 70 %. Encontrando resultados espirométricos. (Moriyón JM.2003).

- FVC normal.
- FEV_1 disminuido.
- FEV_1/FVC disminuido.

Patologías restrictivas: dentro de estas mencionamos.

Fibrosis pulmonar: se caracteriza por la sustitución progresiva e irreversible del tejido funcional del pulmón por tejido fibroso, donde los alvéolos se convierten en sacos rígidos de paredes engrosadas, alterando el recambio de gases.

Derrame Pleural: Esta patología se presenta por líquido que se filtra hacia el espacio pleural, provocada por presión elevada en los vasos sanguíneos se conoce como trasudado, también se produce por vasos sanguíneos o vasos linfáticos bloqueados, lesión al pulmón y tumores conocido como exudado.

Neumotórax: Se produce por aire de la cavidad pleural, la cual produce desaparición de las presiones intrapleurales, depende la intensidad del neumotórax, pudiendo ocasionar colapso pulmonar.

Edema Pulmonar: Acumulación anormal de líquido en los alvéolos pulmonares que lleva a presentar dificultad respiratoria.

Neumonía: Es una infección en el interior de los alveolos, presentando condensación en los espacios alveolares con exudados, impidiendo el intercambio gaseoso.

El patrón restrictivo se caracteriza por la reducción de la capacidad pulmonar total, ya sea por alteraciones del parénquima las mismas que fueron mencionadas así como también por enfermedades restrictivas toraco esqueléticas neurológicas y neuromusculares.

La capacidad pulmonar total es la suma de la capacidad vital y el volumen residual, por lo que es necesario la medición de los volúmenes estáticos pulmonares. (Moriyón JM.2003).

En el patrón restrictivo encontramos.

- FVC disminuida
- FEV_1 disminuido
- FEV_1/FVC normal

Pletismografía corporal

Este estudio funcional es el patrón de referencia para realizar la medición absoluta de los volúmenes pulmonares ya que mide el volumen total de gas intratorácico (VGTI) siendo el volumen de aire en el tórax esté o no en contacto con la vía aérea).

Es de alta utilidad diagnostica por lo que se realiza para obtener un diagnóstico funcional correcto.

Se realiza:

1) La medición de gas atrapado o atrapamiento aéreo.
2) Establecer el diagnóstico de alteración restrictiva.
3) Establecer el diagnóstico de alteración mixta (obstructiva y restrictiva).
4) En la valoración de riesgo quirúrgico.
5) Evaluación de incapacidad laboral.
6) Cuantificación del espacio aéreo no ventilado (se requiere de medición por dilución de helio).

Esta prueba, consiste en el cambio de presión, tomando como referencia la ley de Boyle en donde P1V1 = P2V2. Tomando como valor desconocido V1 que es la capacidad residual funcional (CRF) o volumen de gas intratorácico (VGIT), este valor corresponde a la suma del volumen de reserva espiratorio (VRE) y del volumen residual (VR) (C Vargas-Domínguez, *et ál.*) Siendo este el punto de equilibrio entre la retracción elástica del parénquima pulmonar y las fuerzas de oposición de la caja torácica. Es el volumen de aire que queda en los pulmones después de una respiración a volumen corriente VC.

Esta prueba requiere introducir al paciente en una cabina hermética, la misma que posee dos transductores de presión. El paciente realiza varias respiraciones a volumen corriente (VC), se produce una oclusión a nivel de la nariz que impide la entrada de aire normal, posteriormente el paciente debe hacer un jadeo, con una frecuencia de 3 a 5 respiraciones por minuto.

Dicha oclusión es de aproximadamente 3 segundos, donde se lleva a cabo la medición de la CRF (V1), luego se retira oclusión, donde al paciente se indica que realice una inspiración máxima(donde corresponde a la medición de la CI, capacidad inspiratoria), y posteriormente una exhalación completa lenta y relajada.

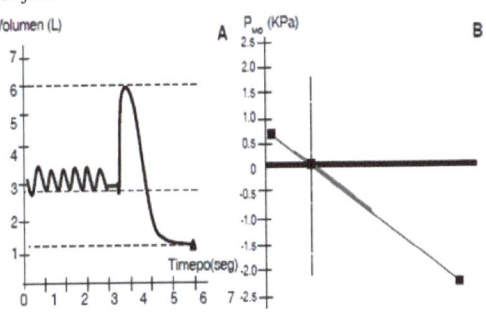

Figura 3. Pletismografia corporal. La gráfica A menciona volumen – tiempo donde debe obtenerse volumen corriente estable La Gráfica B muestra la curva obtenida durante la oclusión. P_{MO}: Presión de la boca

Los valores importantes de la pletismografía corporal son la CPT, el VR y la CI; pudiendo medir otros volúmenes, como el VC. La CPT es el máximo volumen de aire en litros, lo que se identifica como tamaño pulmonar, (C Vargas-Domínguez, *et ál.)* la misma que permite realizar un diagnóstico definitivo de restricción, para diagnóstico de hiperinflación pulmonar se toma en cuenta, al volumen residual (VR).

La pletismografía se utiliza secundaria a la disminución de la CVF obtenida en la espirometría, para diagnóstico de restricción.

Contraindicaciones:
- Síncope
- Accesos de tos
- Broncoespasmo
- Dolor torácico
- Aumento de presión intracraneal y crisis de ansiedad.

Parámetro	Porcentaje del predicho (%)	Gravedad
CPT	>120	Obstrucción con hiperinflación
	80 – 119	Normal
	70 – 79	Restricción leve
	60 – 69	Restricción moderada
	50 – 59	Restricción moderadamente grave
	35 – 49	Restricción grave
	< 35	Restricción muy grave
CV	80 – 119	Normal
	70 – 79	Restricción leve
	60 -69	Restricción moderada
	50 – 59	Restricción moderadamente grave
	35 – 49	Restricción grave
	< 35	Restricción muy grave
VR	< 119	Normal
	> 120	Atrapamiento aéreo leve
	131 – 139	Atrapamiento aéreo moderado
	> 140	Atrapamiento aéreo grave

CPT: Capacidad total pulmonar; CV: Capacidad vital; VR: Volumen residual Neumol Cir Torax, Vol. 70, No. 2, Abril-junio 2011

Al igual que en la espirometría se realiza la repetibilidad tomando en cuenta (CV) en la pletismografía también se toma en cuenta la varianza del VGIT, que no debe rebasar el 5%

Grado	Maniobras aceptables	Repetitividad Varianza FRCpleth/ΔVC	Comentario
A	3	<5%/<150 ml	Técnicamente muy confiable
B	3	5-10% <200 ml	Técnicamente confiable
C	2	> 10% > 200 ml	Técnicamente aceptable
D	2		Técnicamente con reserva
E	1		Técnicamente no recomendable
F	0		Técnicamente no recomendable

Tabla 2. Grados de calidad propuestos para pletismografía.
Neumol. cir. torax vol.75 no.4 México oct./dic. 2016

Difusión pulmonar de monóxido de carbono con respiración única

La prueba de difusión pulmonar de monóxido de carbono (DL_{CO}) es el intercambio gaseoso que permite evaluar el proceso de transferencia de oxígeno del gas alveolar hasta su unión con la hemoglobina.

El oxígeno tiene que pasar:

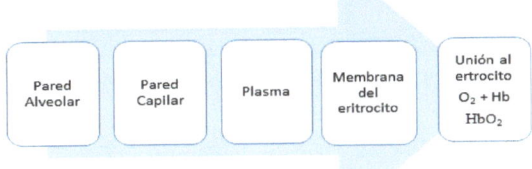

Este mecanismo está determinado por tres factores principales:
- El área de la membrana alveolo capilar.
- El grosor de la membrana alveolo capilar.
- El gradiente de presión de oxígeno entre el gas alveolar y la sangre venosa.

La medición de la capacidad de DLco se explica con la siguiente ecuación, $[DL]\_co=(A \times \Delta PCO)/G$.
- DLCO es la capacidad de difusión de monóxido de carbono.
- A es el área.
- Δ PCO es la diferencia de presiones de monóxido de carbono entre el gas alveolar y la sangre venosa.
- G es el grosor de la membrana alveolocapilar.

Esta prueba es útil permite evaluar respuesta terapéutica, junto con una prueba mecánica pulmonar y con una prueba dinámica son importantes, inicialmente para los pacientes con enfermedad respiratoria, principalmente en las enfermedades intersticiales de pulmón, (Macintyre N, Crapo RO, Viegi G, et ál), enfermedades de la circulación pulmonar, donde encontramos afectación inicial del intercambio de gases.

Para esta prueba no existen contraindicaciones absolutas, sin embargo en pacientes que usan oxígeno suplementario, no son aptos para la prueba debido a que el oxígeno se suspende aproximadamente 5 minutos.

Como se realiza la prueba:
Se utiliza una mezcla especial de gases (CO al 0.03%, helio al 8%, oxígeno al 21% y nitrógeno para balancear la mezcla).

Se explica a paciente que debe hacer varias respiraciones a volumen corriente, luego una espiración completa y después una inspiración máxima de la mezcla de gases, seguida de una apnea de 10 ± 2 segundos (con el fin de que el CO se distribuya de manera homogénea en los alvéolos); y para finalizar la prueba, una exhalación con una maniobra relajada.

Iniciando la maniobra espiratoria se realiza las mediciones de las concentraciones de CO exhalado, donde se debe lograr por lo menos dos maniobras aceptables y repetibles, permitiendo un máximo de 4 maniobras, con un tiempo entre cada una de 4 minutos. (Macintyre N, Crapo RO, Viegi G, et ál)Se considera una prueba repetible cuando las mediciones de DLCO no difieran en más de tres unidades. Las mediciones obtenidas se ajustan a la altitud del lugar donde se realizó la prueba de igual manera la concentración de hemoglobina.

Para la interpretación de la prueba se debe tomar el promedio de dos maniobras aceptables y repetibles. La capacidad de difusión de monóxido de carbono (DL_{CO}) disminuye en enfermedades que afectan a alguno de los valores de la ecuación ($DL_{CO} = (A \times \Delta PCO)/G$) cuando disminuye A suceder} en el enfisema o cuando existen resecciones pulmonares, disminuye la DL_{CO}; al contrario si se incrementa G como sucede en las enfermedades del intersticio pulmonar, disminuye la DL_{CO}. En la siguiente tabla se indica los grados de gravedad de disminución de DL_{CO}

Gravedad DLCO, % predicho	
Leve	>60% y < LIN
Moderado	40 a 60%
Grave	< 40%
LIN: Límite inferior de la normalidad	

Neumol Cir Torax, Vol. 70, No. 2, Abril-junio 2011

Caminata de seis minutos

Esta prueba de ejercicio que mide el recorrido que un individuo puede caminar, lo más rápido posible, en una superficie dura y durante un período de seis minutos. La importancia y utilidad de esta prueba es evaluar la respuesta terapéutica relacionado a la capacidad de hacer ejercicio, así como también valorar el estado funcional, de los pacientes con diversas patologías, enfermedades, en algunas de ellas es un predictor de mortalidad.

Durante la prueba también se puede monitorizar la oximetría de pulso, y también valorar la disnea que presenten.

Esta prueba se realiza frecuentemente en pacientes con EPOC, (Cardoso F, Tufanin AT, 2009) enunciando la incorporación de la C6M, en el índice multidimensional, BODE (Body Mass Index, Obstruction, Dyspnea, Exercise Capacity), Siendo este un predictor de mortalidad, en pacientes con EPOC, existe un estudio que menciona que la disminución de un punto en la escala de 0 – 10 disminuye el índice de mortalidad, esto se obtiene aumentando los metros a recorrer en seis minutos.

En la hipertensión arterial pulmonar, fibrosis pulmonar, fibrosis quística, insuficiencia cardiaca también es de utilidad la prueba.

Contraindicaciones
- Angina inestable y/o infarto miocárdico en el mes previo
- Limitación física que imposibilite deambular.

Las contraindicaciones relativas incluyen:
- Presión arterial sistólica 180 mmHg,
- Presión arterial diastólica 100 mmHg   frecuencia cardiaca   120 latidos por minuto.

La escala BORG es la escala de disnea, cuando disponemos de saturación de oxígeno, basal y postprueba se debe registrar si paciente tuvo interrupción durante la prueba. (Cardoso F, Tufanin AT, 2009).

Prueba de reto con ejercicio
Es una prueba mecánica respiratoria que evalúa la respuesta bronquial al ejercicio. Lo que se evalúa principalmente es el aumento del volumen minuto posterior al aumento de demandas metabólicas la misma que induce, pérdida de agua en el epitelio bronquial, esto produce que el aire se enfría y seca el mismo que conforma el volumen corriente.
Este aire seco produce liberación de histamina, y leucotrienos, estas sustancias son partícipes de la obstrucción bronquial.

Como se realiza la prueba
La prueba se realiza con el uso de banda sin fin (que permite aumentar progresivamente la velocidad y la inclinación) o en una bicicleta (cuya resistencia es controlada de manera electrónica). Se debe realizar bajo condiciones ambientales a una temperatura de 20 y 25 °C y una humedad relativa al 50%. (Cahalin LP, 2000).
Se realiza la prueba respirando por la boca y se utiliza pinzas nasales, (la respiración nasal disminuye la pérdida de agua y calienta el aire inspirado).
Se debe registrar la temperatura y la humedad, durante la prueba. Esta prueba tiene una duración máxima de 8 minutos.
Se inicia la prueba a baja velocidad e inclinación, realizando primero una espirometría antes de realizar el ejercicio (espirometría basal) cada 5 minutos hasta los 20 minutos (comenzando en el minuto 1 después del ejercicio).
Si se realiza espirometrías postejercicio, el tiempo de exhalación puede ser de 3 segundos el valor importante es el VEF1.
Se necesita administrar broncodilatador de acción corta (agonista b2 adrenérgico) si el paciente presenta disnea grave, cuando exista broncoconstricción o el resultado de la prueba sea positivo.
Esta prueba de reto con ejercicio se indica a pacientes con sospecha de asma

asma, que en reposo no se confirma que exista obstrucción de flujo aéreo. También se realiza en pacientes con sintomatología atípica.

Contraindicaciones relativas
- Limitación moderada flujo aéreo (VEF1 < 60% del señalado o < 1.5 L)
- Embarazo
- Lactancia
- Uso de medicamentos análogos a la colinesterasa
- Isquemia Cardiaca
- Angina Inestable
- Arritmias
- Limitaciones ortopédicas.

Contraindicaciones Absolutas
- La limitación al flujo aéreo es grave (VEF1 < 50% del señalado o < 1 L)
- Infarto agudo al miocardio en los últimos tres meses
- Hipertensión arterial mal controlada (presión arterial sistólica > 200 mmHg o diastólica > 100 mmHg)
- Si hay conocimiento de un aneurisma.

Para la interpretación de la prueba se considera según estudios positiva, cuando el VEF1 disminuya 10% con respecto a la espirometría realizada antes del ejercicio; aunque se hace más específica si se considera una caída del 15% en el VEF1. (Cahalin LP, 2000).

Gasometría arterial

La gasometría arterial es una prueba principal que evalúa varios sistemas siendo también de mucha utilidad en el diagnóstico de patologías respiratorias valorando la ventilación alveolar, el estado ácido base y el estado de oxigenación. Se utiliza como prueba diagnóstica de respuesta terapéutica, y pronóstica, se debe considerar como fue obtenida la muestra, indicando diagnóstico de paciente si al momento de la toma de muestra se encontraba en reposo o no, con apoyo de oxígeno, o bajo ventilación mecánica e indicar parámetros. Es importante saber los parámetros normales, tomando en cuenta la altitud sobre el nivel del mar. La Pa_{CO2} valora el estado ventilatorio se compara con parámetros base para la altitud. (Prieto de Paula JM, 2012).

La misma que se obtiene con la siguiente formula: $Pa_{CO2} = 40 - (3.96$ x altitud en km). Si está por arriba de los parámetros bases refleja disminución en la ventilación alveolar.

PaCO2 está en función inversa a la ventilación alveolar (VA)
PaCO2 está en función directa a la producción de CO2 (VCO2);
Es decir, PaCO2 = VCO2 x k / VA.

La hipoventilación tiene varias causas de acción central por drogas o enfermedades del sistema nervioso central como isquemia, tumores, entre otros e hipoventilación relacionada a enfermedades restrictivas extrapulmonares mencionamos la obesidad mórbida, defectos de la caja torácica, que dificultan la expansión pulmonar o patologías neuromusculares.

La hipocapnea es común en pacientes con ventilación mecánica, esta se da por incremento del volumen minuto secundario a la hipoxemia dada por desequilibrio entre la ventilación y la perfusión, como en el caso del asma cuando existe una exacerbación leve o moderada así como también en la tromboembolia pulmonar.

Para un control de la prueba ácido base, se requiere de un control exacto tomando en cuenta los parámetros de normalidad: pH (de 7.35 a 7.45).
La altitud disminuye los valores de PaCO2 y de bicarbonato, el exceso de base se hace más negativo. (Prieto de Paula JM, 2012).
 La PaO2 es importante para la valoración, si se encuentra < 60 mmHg se diagnóstica de insuficiencia respiratoria (tipo I), puede acompañarse de hipercapnia (tipo II).
Existen mecanismos de hipoxemia, los mismos que deben ser evaluados de manera individual, facilitando al conocimiento de la fisiología de la insuficiencia respiratoria.

- Hipoxemia hipobárica es asociada a las alturas, y a personas que respiran aire *hipóxico* como sucede en los incendios
- Hipoventilación
- Trastornos de la difusión de oxígeno
- Cortocircuito (alvéolos que reciben perfusión, pero no se encuentran ventilados)
- Desaturación de sangre venosa mixta (la sangre de la arteria pulmonar se encuentra *desaturada,* cuando existe un estado hiperdinámico como en la sepsis con un tránsito acortado que no permite que exista una adecuada oxigenación de la sangre al pasar por el alveolo

Contraindicaciones para realizar la Gasometría Arterial
- Circulación colateral inadecuada (usualmente en el territorio de la arteria radial),
- Lesión en el sitio de punción,
- Presencia de cortocircuito quirúrgico en la extremidad a puncionar,
- Anticoagulación excesiva,
- Administración de trombolíticos o en pacientes con defectos congénitos de la coagulación

Complicaciones:
- Espasmo arterial,
- Reacción vagal,
- Hematomas,
- Hemorragia,
- Trombosis
- Lesión vascular o neural, entre otros

Acidosis respiratoria La acidosis respiratoria es una alteración que resulta, de la hipoventilación alveolar aumentando la PaCO2 (Presión parcial de dióxido de carbono) y disminución del Ph, (pH de sangre arterial) esta se puede dar por diferentes causas como alteración en los músculos respiratorios, en el centro respiratorio o de las vías respiratorias. (Morris CG, 2000).

La acidosis respiratoria se expresa como el desequilibrio entre la producción de CO2 y su eliminación. Esta puede ser aguda o crónica. En la aguda la PaCO2 aumenta por encima del valor límite superior, en la crónica la PaCO2 se eleva por encima del límite superior del intervalo de referencia con pH normal o casi normal secundario a la compensación renal y al aumento de la concentración sérica de bicarbonato (mayor de 30 mEq/L).

Se concluye que la acidosis aguda es el mayor descenso del Ph con ligero incremento del bicarbonato, y la acidosis crónica es un menor descenso del Ph, con mayor elevación del bicarbonato.

Causas

Existen varios desencadenantes fisiológicos, mecánicos y químicos que pueden presentar este mecanismo, como la inhibición del centro respiratorio por uso de drogas, medicamentos, traumatismos, enfermedad cerebrovascular aguda, estados de hipercapnia, apnea del sueño, infecciones, intoxicaciones, lesiones tumorales, lesiones del sistema nervioso central, lesiones de músculos respiratorios como Guillain-Barré botulismo, tétanos, esclerosis múltiple, miopatías, lesiones espinales, miastenia, polimiositis, esclerosis lateral amiotrófica, obesidad mórbida, traumatismo, esclerodermia grave, cifoescoliosis, neumotórax, hemotórax, derrame pleural masivo, mixedema; trastornos bronco pulmonares obstructivas crónicas.

En la acidosis respiratoria aguda con una PaCO2 de 90 mmHg, la concentración de HCO3 - no superará los 30 mEq/L. (Morris CG, 2000) La respuesta adaptativa a la acidosis respiratoria crónica se basa en cambios en la excreción de ácidos (amonio) y en alteraciones en la reabsorción de HCO3 - y de cloro por el riñón. En la hipercapnia aguda, cuando la PCO2 supera los 60 mmHg de manera rápida, sobreviene la encefalopatía hipercápnica, que incluye náusea, vómito, cefalea, debilidad, confusión, pérdida de la conciencia y convulsiones. Puede ocurrir incremento de la presión intracraneana y de la presión intraocular. La hipercapnia crónica está relacionada, con la enfermedad pulmonar obstructiva crónica, por lo que se mantiene íntimamente ligada a la sintomatología pulmonar.

Como tratamiento se debería eliminar el desencadenante, corrigiendo de esta manera la hipercapnia con incremento de la ventilación alveolar. La acidosis respiratoria aguda se necesita valorar la necesidad de usar ventilación mecánica no invasiva o invasiva, su manejo se debe realizar en terapia intensiva, manteniendo una buena oxigenación y estabilidad cardiovascular.

El bicarbonato de sodio se debe usar con mayor cuidado debido a que aumenta la cantidad de dióxido de carbono como efecto secundario, esta justificado el uso de bicarbonato en paciente con arritmias graves, inestabilidad cardiovascular, o Ph menor a 7.10.

Alcalosis respiratoria
Es una alteración en el equilibrio ácido-base dado por el incremento de la ventilación alveolar, con resultado de la disminución de la PaCO2, disminución en la concentración HCO3 - y, por tanto, aumento del nivel de pH (mayor de 7.45).

La alcalosis respiratoria crónica es la más frecuente, puede ser aguda o crónica, en la aguda el nivel de PaCO2 está por debajo del límite inferior de la normalidad y el pH mayor de lo normal; en la crónica, el nivel de PaCO2 está por debajo del límite inferior de la normalidad, pero el nivel de pH es relativamente normal o casi normal. (Galla JH. 2000) .

Causas
Como causa se da de acuerdo a la disponibilidad o transporte de O2 disminuido, en estado de shock, anemia grave, hipoxemia, cortocircuitos derecha izquierda. Estimulación directa del centro respiratorio, enfermedades neurológicas centrales, estímulos químicos, mecánicos, encefalopatías, ventilación mecánica. La evolución clínica depende de la duración, gravedad y patología presente, se puede hacer presente con parestesias, disnea, dolor u opresión del tórax, tetania, puede existir disminución del flujo sanguíneo cerebral (vasoconstricción), acompañado de alteración neurológica.

El manejo se basa en solventar la causa subyacente, puede haber el requerimiento de oxígeno, ventilación mecánica, sedación, analgesia. El manejo terapéutico se indica cuando el nivel de Ph es mayor a 7.5, no se puede corregir de manera brusca en pacientes crónicos. (Galla JH. 2000).

CAPÍTULO 4

OXIGENOTERAPIA
Dr. Italo José Mejía Sabando

Oxigenoterapia

El oxígeno (O_2) constituye un 21% del aire ambiente, indispensable para el desarrollo celular, la administración superior a estos valores por vía inhalatoria se conoce como oxigenoterapia, que tiene como fin aumentar la fracción inspirada de oxigeno (FiO_2), prevenir la hipoxia o tratar sus síntomas y complicaciones. La prescripción con fines terapéuticos de O2 debe ser fundamentada y suministrada de forma segura y correcta.

La hipoxemia se puede definir como una disminución de la presión parcial de oxígeno (PaO_2) por debajo de 60mmHg y de la saturación de hemoglobina en sangre arterial con valores menor a <90%, esta puede estar causada por diferentes mecanismos de los cuales destacan principalmente los siguientes (Arraiza, 2014):

- Inconveniente en la distribución de O_2 en el organismo.
- Inestabilidad en la ventilación/perfusión pulmonar.
- Fallo orgánico.
- La disminución de presión parcial de oxígeno inspiratoria del medio ambiente.
- Hipoventilación alveolar.

La hipoxemia puede afectar a varios sistemas en el organismo, presentando diferentes signos y síntomas de acuerdo con su gravedad y deficiencia de O_2 **(Tabla 1).**

Tabla 1. SIGNOS Y SÍNTOMAS DE HIPOXEMIA			
Sistema	Leve-Moderada	Severa	Crónica
Sistema Nervioso Central	Confusión, agitación	Letargia, obnubilación	Letargia
Cardíaco	Taquicardia, extrasístoles, hipertensión	Bradicardia, hipotensión	Insuficiencia cardíaca derecha Policitemia
Respiratorio	Disnea, taquipnea, aumento del trabajo respiratorio	Aumento de disnea y trabajo respiratorio, posible bradipnea	Trabajo respiratorio
Gasometría	PaO2 < 60 mmHg	PaO2 < 40 mmHg	Presión parcial de dióxido de carbono (PaCO2) elevada PaO2 < 55 mmHg
Piel	Frialdad, palidez	Cianosis	Edema periférico Hipocratismo digital
(Arraiza, 2014)			

Además de la oxigenoterapia es necesario que se complemente con estrategias adicionales, ya que la hipoxia no depende únicamente del suministro suplementario de oxígeno, depende también de la ventilación, de la concentración y saturación de la hemoglobina y del gasto cardiaco (Tabla 2).

Tabla 2.	
Indicaciones	o PaO_2 <60 mmHg o una Saturación de Oxígeno ($SatO_2$) <90% en pacientes que ventilan aire ambiente o En casos de situación aguda donde se sospeche de hipoxemia. o Traumatismo severo. o Infarto agudo de miocardio. o intervención quirúrgica o tratamiento corto.
ContraIndicaciones	o Si se presenta alguna indicación, no existe contraindicación específica para suministrar oxígeno.
Precauciones Y/O Posibles Complicaciones	o La administración de O_2 en pacientes que presenten hipoxemia, además hipercapnia y Enfermedad Pulmonar Obstructiva Crónica (EPOC) es posible que esto conlleve a una elevación de $PaCO_2$. o En la oxigenoterapia domiciliaria, los resultados o eventos no deseados pueden ser producto por falta de cumplimiento de instrucciones adecuadas u órdenes médicas. o En casos de aumento de la concentración de O_2, se incrementa el riesgo de que produzca un incendio. o En ciertos sistemas de humidificación y nebulización, uno de los probables riesgos en la contaminación bacteriana.
(American Association for Respiratory Care, 2007)	

Sistemas de administración de oxígeno

Mediante los sistemas de administración de O_2, este gas ingresa a la vía aérea permitiendo así que se mantenga una FiO_2 estable. Al momento existen varios sistemas y estos difieren en su coste, complejidad y prolijidad en el aporte de oxígeno.

Sistemas de bajo flujo

Los sistemas de bajo flujo permiten la inhalación de aire ambiente y suministro de oxígeno de manera simultánea, por lo que la FiO_2 dependerá del patrón ventilatorio del paciente y del flujo de oxígeno.

Cánula nasal o gafas nasales

Es el sistema más sencillo de administración de oxígeno y por lo tanto el más utilizado en la oxigenoterapia domiciliaria.

Características:
- Está conformado por dos cánulas de plástico que descansan en las narinas, se fija a un tubo que se conecta a la fuente de O_2 y a un humidificador (Imagen 1).
- Están indicadas en pacientes con necesidades de O_2 a bajas concentraciones, oxigenoterapia domiciliaria y recuperación post anestésica.
- Con este sistema la concentración de aire inspirado aumenta entre 3-4% por cada l/min de O_2 administrado. Se ha determinado una fórmula aproximada para el cálculo de la FiO_2 aproximada: $FiO_2 = 20 + [4 * Flujo (litro/min)]$. La FiO_2 alcanzada está entre el 24-36% (Chiner & Giner, 2014).

Imagen 1. Cánula Nasal

Mascarilla Simple

Este dispositivo cubre desde la nariz al mentón del paciente. En sus costados presenta unos orificios que permiten que el aire espirado salga al ambiente. (*Imagen 2*).

Características:
·Se ha indicado en pacientes que manifiesten una patología pulmonar ya sea esta aguda o crónica con hipoxemia de leve a moderada, además durante el traslado o en situaciones de urgencia.
- ·Permiten alcanzar una FiO_2 entre 40-60% con flujos de 5-9 l/min.
- ·Para que no se produzca una reinhalación de Dióxido de Carbono (CO_2) es recomendable mantener un flujo mínimo de 5 l/min; no se aconseja la administración de flujos superiores a 8 l/min debido a que no se logra un aumento de la FiO_2 (Arraiza, 2014).

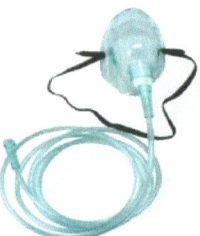

Imagen 2. Mascarilla Simple

Mascarilla con Reservorio

A diferencia de la mascarilla simple, a esta se la ha agregado un mecanismo de reservorio de al menos 1 litro de capacidad, separada de la máscara mediante una válvula unidireccional que evita la entrada del aire exhalado a la bolsa de reservorio (Imagen 3).

Características:

- Está indicada en pacientes con necesidades de O2 en altas concentraciones que tengan una insuficiencia respiratoria grave o en casos de intoxicación de monóxido de carbono. También es útil para la suministración de gases anestésicos.
- Permite el aporte de FiO_2 mayores del 60%. La bolsa reservorio se debe mantener inflada para impedir su colapso generalmente con flujos de 8 a 15 l/min (Gutiérrez, 2011).

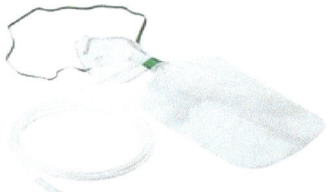

Imagen 3. Mascarilla con Reservorio

Sistemas de alto flujo

Los sistemas de alto flujo se caracterizan por tener una aportación de oxígeno constante y esta es independiente del patrón ventilatorio del paciente. Entre los más utilizados tenemos los siguientes:

Mascarillas de tipo Venturi

Es el sistema de alto flujo más utilizado en el medio hospitalario, independiente del patrón respiratorio del paciente esta cubre la demanda total respiratoria aportando una cantidad de FiO_2 exacta (Imagen 4).

Características:
- Presenta un cono regulador de FiO_2 ubicado en la base de la mascarilla que se conecta a la fuente de O_2, este cono presenta orificios en sus zonas laterales que se abren o cierran de acuerdo a la demanda, además contiene impreso el porcentaje de concentración.
- Tiene como fundamento el principio de Bernoulli, que se resume en que el O_2 suministrado pasa por un orificio estrecho, incrementa su velocidad arrastrando a través de presión negativa aire ambiente que se mezcla con el O_2 hacia la mascarilla (Fernández & Fernández, 2007).
- La FiO_2 suministrada dependerá de las variables del flujo y apertura de la válvula.
- Se puede alcanzar una FiO_2 entre 26% hasta 50% con un flujo de O_2 desde 3 l/min hasta 15 l/min

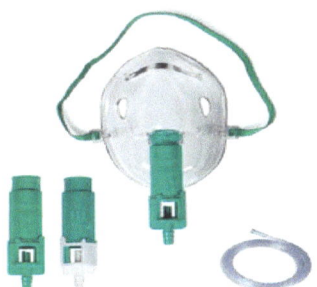

Imagen 4. Mascarilla Tipo Venturi

Cánula nasal de alto flujo

- Está indicada en pacientes con necesidades elevadas de O_2, insuficiencia respiratoria moderada, y tras retirada de intubación mecánica.

Características:

- A diferencia de la la cánula nasal convencional, esta es más corta logrando evitar una pérdida de temperatura, reduciendo al mínimo la resistencia y pérdida de calor (Imagen 5).
- El paciente puede tolerar flujos más altos con un máximo de 60 l/min, ya que este dispositivo proporciona cerca del 100% de humedad relativa en la temperatura del cuerpo (Arraiza, 2014).
- Con este sistema suministra una FiO_2 constante logrando alcanzar niveles superiores al 50%.

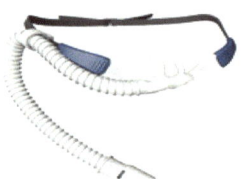

Imagen 5. Cánula nasal de alto flujo

Otros dispositivos

Balón Autoinflable – AMBU (Airway Mask Bag Unit). Se trata de una balón autoinflable que se conecta a una válvula unidireccional y esta se puede conectar con un tubo endotraqueal, una mascarilla de ventilación asistida o con una cánula de traqueostomía. Desde una fuente externa se añade el O_2 al balón, logrando una FiO_2 del 80-100%, con una insuflación de la bolsa reservorio de 12-15 l/min.

Tubo en T

Este se utiliza en pacientes intubados y proporciona un alto grado de humedad. Se debe mantener la extensión en chimenea, esta funciona como un sistema de recirculación y evita que la FiO_2 disminuya significativamente (Paredes, y otros, 2009).

Campana de Oxígeno

Se trata de un dispositivo de plástico que cubre la cabeza del lactante, con una entrada a la conexión de oxígeno, donde se puede conectar un sistema Venturi para que funcione como un sistema de alto flujo.

Proporciona un alto grado de humedad ya que es indispensable utilizarla con un nebulizador (Arraiza, 2014).

Tienda Facial
Este dispositivo está indicado en pacientes que no toleran mascarillas faciales o en caso de traumatismo facial, al igual que la anterior si se le articula un sistema Venturi funciona como un sistema de alto flujo. El uso de este equipo continúa disminuyendo debido a que otros métodos son más precisos, menos costosos (Rodrígues, Reyes, & Jorquera, 2017)

Tabla 3. Dispositivos de suministro de Oxígeno		
	Flujo (L/min)	FiO2(%)
SISTEMAS DE BAJO FLUJO		
Cánulas Nasales	1	24
	2	28
	3	32
	4	36
Mascarilla Simple	5-6	40
	6-7	50
	7-8	60
Mascarilla con Reservorio	10-15	90-100
SISTEMAS DE ALTO FLUJO		
Mascarilla tipo Venturi	3	26
	4	28
	6	31
	8	35
	10	40
	12	45
	15	50
Cánula nasal de alto flujo	20-60	21-100
FiO2 orientativos según flujo, en condiciones estándar (Arraiza, 2014)		

Oxigenoterapia domiciliaria
La indicación de oxigenoterapia continua domiciliaria (OCD) es una modalidad terapéutica que en pacientes con insuficiencia respiratoria crónica en estado estable ha presentado efectos beneficiosos siendo su objetivo básico prevenir y tratar los efectos de la hipoxemia grave (Codinardo, y otros, 2018).

La administración de oxígeno corrige la hipoxemia solo durante su aplicación, sin efecto residual, la supervivencia aumenta cuando se administra oxígeno con un tiempo mínimo de 15 horas diarias, siempre incluyendo las horas de sueño y a un flujo suficiente para mantener una PaO2 por encima de 60mmHG que corresponde a una SatO2 superior a 92% sin aumentar la PaCO2; cuando se suprime el aporte suplementario de oxígeno, reaparece la hipoxemia, por lo que para obtener un efecto sostenido es necesario prolongar el tiempo de administración (Díaz, y otros, 2014)

Indicaciones:
Pacientes con EPOC
La OCD está indicada en pacientes con EPOC, que respirando aire ambiente en reposo presenten una PaO2 £55mmHg; también en aquellos que mantienen una PaO2 entre 55 y 59mmHg, agregado una hipertensión arterial pulmonar, aumento de hematocrito, arritmias, signos de insuficiencia cardíaca derecha o trastornos isquémicos (Chiner & Giner, 2014).

Sobre la oxigenoterapia nocturna, la evidencia disponible sugiere que no presenta mejora en la supervivencia de pacientes con EPOC con desaturación nocturna (Díaz, y otros, 2014).
Pacientes con enfermedades respiratorias distintas de la EPOC
• Enfermedad pulmonar instersticial difusa
• Fibrosis quística
• Hipertensión pulmonar
En patologías respiratorias diferentes a la EPOC no existen estudios concluyentes sobre el beneficio de la OCD, sin embargo parece que el oxígeno tanto en reposo como durante el esfuerzo podría presentar una reducción de la Hipertensión Pulmonar, mejorar la disnea, la tolerancia al esfuerzo y la calidad de vida relacionada con la salud (Chiner & Giner, 2014).

La OCD se indica en general en estos pacientes cuando la PaO2 es menor de 60mmHg y se ajusta el flujo tratando de mantener una SatO2 mayor a 90% (Alonso & Peña, 2004)

Calidad de la evidencia y grado de recomendación acerca de la Oxigenoterapia

En comparación con oxigenoterapia convencional, la cánula nasal de alto flujo reduce la tasa de intubación, ventilación mecánica y escalada de soporte respiratorio (Zhao, Wang, Sun, Luy, & An, 2017)	A
La oxigenoterapia es la única intervención, además de la supresión del tabaquismo, que reduce la mortalidad en pacientes con EPOC e hipoxemia grave (Díaz, y otros, 2014)	A
El uso de oxígeno domiciliario en pacientes con EPOC grave durante 15 horas al día incluyendo la noche produce un aumento de la supervivencia (Report of the Medical Research Council Working Party, 1981)	A
La oxigenoterapia continua aumenta la supervivencia de pacientes con EPOC en comparación con la administración de la oxigenoterapia nocturna (Nocturnal Oxygen Therapy Trial group, 1980)	A
Se recomienda utilizar oxigenoterapia suplementaria en todo paciente con EPOC e hipoxemia grave de reposo durante el entrenamiento muscular de un programa de rehabilitación respiratoria (Codinardo, y otros, 2018)	A
En enfermedades críticas, incluyendo traumatismos mayores, sepsis, shock.y anafilaxia, inicie el tratamiento con mascarilla con reservorio A 15 litros/min y apuntar a un rango de saturación de 94-98% (O'Driscoll, Howard, Earis, & Mak, 2017)	A
En casos de intoxicación por monóxido de carbono, aparentemente se puede producir una lectura de oximetría "normal" por carboxihemoglobina, así que apunte a una saturación de oxígeno de 100% y use una mascarilla con reservorio a 15 litros/min independientemente de la lectura del oxímetro y PaO2 (O'Driscoll, Howard, Earis, & Mak, 2017)	A
La aplicación temprana de oxigenoterapia de alto flujo en pacientes pediátricos con infecciones respiratorias agudas bajas evita el posible ingreso a Unidad de Cuidados Intensivos (UCI) y la necesidad de asistencia ventilatoria mecánica (Morosini, y otros, 2016)	A

Bibliografía

1. Arraiza, N. (2014). *Guía rápida y póster de dispositivos de oxigenoterapia para enfermería*. Navarra: Universidad Publica Navarra.
2. American Association for Respiratory Care, A. (August de 2007). AARC Clinical Practice Guideline Oxygen Therapy in the Home or Alternate Site Health Care Facility. *Respiratory Care, 52(1)*, 1063-1068.
3. Chiner, E., & Giner, J. (2014). *Manual Separ de Procedimientos*. Barcelona, España: Edit. Respira.
4. Gutiérrez, I. d. (2011). Enfermería Clínica I. *Open Course Ware, Universidad de Cantabria*, 1-9.
5. Fernández, R., & Fernández, D. (2007). *Manual de ayuda a la oxigenación. Dispositivos y procedimientos*. Madrid: Difusión Avances de Enfermería (DAE, S.L.).
6. Paredes, M. L., De la Cruz, O. A., Cortell Aznarc, I., Martínez Carrasco, M., Barrio Gómez de Agüero, M., Pérez Ruiz, E., & Pérez Frías, J. (2009). Fundamentos de la oxigenoterapia en situaciones agudas y crónicas: indicaciones, métodos, controles y seguimiento. *Anales de Pediatría*, 161-174.
7. Rodrígues, J., Reyes, M., & Jorquera, R. (2017). Oxigenoterapia en Pediatría. *Revista Pediatría Electrónica, 14(1)*, 13-25.
8. Manterola, C., Asenjo-Lobos, C., & Otzen, T. (Diciembre de 2014). Jerarquización de la evidencia. Niveles de evidencia y grados de recomendación de uso actual. *Revista Chilena de Infectología, 31(6)*, 705-718.
9. González, F., González, I., Toledo del Castillo, B., Pérez, J., Medina, M., Rodríguez, C., & Rodríguez, R. (Febrero de 2019). Tratamiento con oxigenoterapia de alto flujo en las crisis asmáticas en la planta de hospitalización de pediatría: nuestra experiencia. *Anales de Pediatría, 90(2)*, 72-78.
10. Zhao, H., Wang, H., Sun, F., Luy, S., & An, Y. (12 de Julio de 2017). High-flow nasal cannula oxygen therapy is superior to conventional oxygen therapy but not to noninvasive mechanical ventilation on intubation rate: a systematic review and meta-analysis. *BMC Critical Care, 21*, 187.
11. Morosini, F., Dall'Orso, P. A., Alonso, Bernardo, Rocha, S., Cedrés, A., . . . Prego, J. (2016). Impacto de la implementación de oxigenoterapia de alto flujo en el manejo de la insuficiencia respiratoria por infecciones respiratorias agudas bajas en un departamento de emergencia pediátrica. *Arch Pediatr Urug, 87(2)*, 87-94.
12. González, F., González, I., Pérez, J., Toledo del Castillo, B., & Rodríguez, R. (August de A de 2019). What is the optimal flow on starting high-flow oxygen therapy for bronchiolitis treatment in paediatric wards? *Anales de Pediatría, 91(2)*, 112.119.
13. De la Fuente-Sancho, I., Romeu-Bordas, Ó., Fernández-Aedo, I., Vallejo De la Hoz, G., & Ballesteros-Peña, S. (Febrero de 2019). Contaminación microbiológica en humidificadores de sistemas de oxigenoterapia de alto y bajo flujo: una revisión sistemática. *Medicina Intensiva, 43(1)*, 18-25.
14. Díaz, S., Galdiz, J., García, F., Güell, R., Morante, F., Puente, L., & Tàrrega, J. (2014). *Oxigenoterapia Continua Domiciliaria*. Barcelona, España: Editorial Respira.

15. Alonso, A., & Peña, S. (2004). Oxigenoterapia continua domiciliaria: un buen tratamiento si se hace bien. *Anales de Medicina Interna, 21(2)*, 53-55.
16. Nocturnal Oxygen Therapy Trial group. (1980). Continuous or nocturnal oxygen therapy in hypoxemic chronic obstructive lung disease. *Ann Intern Med, 141*.
17. Report of the Medical Research Council Working Party. (1981). Longterm domiciliary oxygen therapy in chronic hypoxic cor pulmonale complicating chronic bronchitis and emphysema. *The Lancet, 317*, 681-686.
18. Codinardo, C., Cáneva, J., Gil, B., Uribe, M., Lisanti, R., Larrateguy, L., . . . Calani, M. (Junio de 2018). Recomendaciones sobre el uso de oxigenoterapia ambulatoria. *Revista Americana de Medicina Respiratoria, 18(2)*, 1-13.
19. O'Driscoll, B., Howard, L., Earis, J., & Mak, V. (2017). British Thoracic Society Guideline for oxygen use in adults in healthcare and emergency settings. *BMJ Open Respiratory Research, 4*, 1.20.

CAPÍTULO 5

ASMA
Dra. Johanna Mercedes Meza Calvache

Asma

Es una enfermedad heterogénea crónica de la vía aérea que se presenta especialmente en la infancia y en adultos jóvenes, caracterizada por la inflamación, hiperactividad y obstrucción bronquial difusa que causa limitación variable del flujo aéreo total o parcialmente reversible con el uso de un tratamiento específico. . (GEMA, 2019)

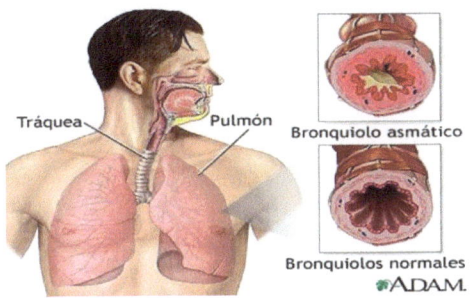

Figura 1: Se observa un bronquiolo normal y otro bronquiolo afectado por la inflamación y por la tensión producida por los músculos que rodean las vías respiratorias obstruyéndolo. About Kids Health 2015

Etiopatogenia:

El asma es una enfermedad compleja porque coexisten factores predisponentes que incrementan el riesgo de padecerla los cuales se dividen en:

- **Asma extrínseca:** los factores que logran activar son alérgenos, infecciones, contaminantes ambientales, irritantes, cambios de temperatura, ejercicio, emociones por un mecanismo de hipersensibilidad tipo I y existen intradermorreacción PrickTest positivo y hay IgE sérica aumentada. (Reddel H, 2019).
- **Asma Intrínseca o Idiosincrásica**: se observa la Triada de Windal O ASA que consiste en la asociación de Asma, pólipos nasales e intolerancia a la aspirina y otros AINES, se presenta sin antecedentes de enfermedades alérgicas Prick Test negativo e IgE sérica Normal (Lopez, 2016).

Fisiopatología:

La reacción asmática es un mecanismo de hipersensibilidad de tipo I o inmediato, con producción de histamina, bradiquinina y leucotrienos.

Esta inflamación de las vías aéreas contribuye a la broncoconstricción, la hiperreactividad y el remodelado que puede ser eosinofílica coordinada por Linfocitos Th2 o por células innatas linfoides tipo 2 que favorezcan la síntesis de IgE específica . (Paul O'Byrne, 2006).

También puede ser neutrofílica inducida por linfocitos Th1 o Th 17 o por células innatas linfoides Tipo 1 o 3, que activan las vías del factor nuclear kappa B (NFk-B) y así favorecen las moléculas proinflamatorias y el incremento del tono colinérgico con liberación excesiva de acetilcolina produciendo citoquinas proinflamatorios, cambios de osmolaridad y un engrosamiento de la capa reticular de la membrana basal y fibrosis subepitelial. (Paul O'Byrne, 2006).

Estos mecanismos se encuentran presentes en diferentes grados durante la evolución de la enfermedad y en las exacerbaciones del asma detalladas en la Figura 2.

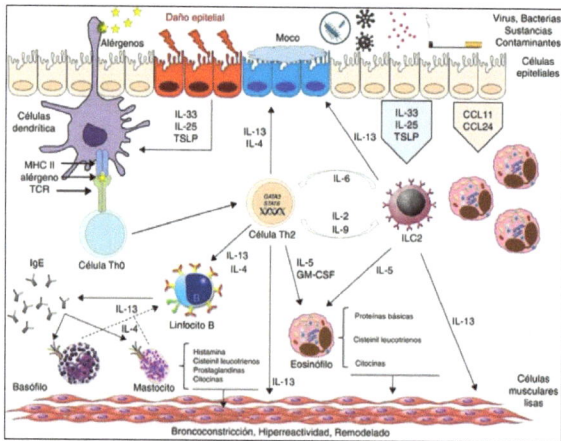

Figura 2: Mecanismo de Hipersensibilidad de Tipo I o Inmediato Arch Bronconeumed 2018

Al finalizar las crisis de asma suele aparecer tos productiva encontrándose en esputo:

Espirales de Curschmann: en el esputo material mucinoso acumulado en los bronquios distales que se desprenden manteniendo la forma tubular del bronquio

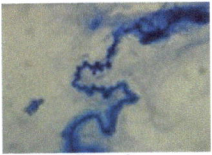 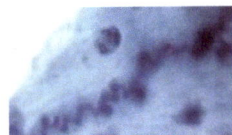

Figura 3   *Figura 4*
              (Paul O'Byrne, 2006)

Cristales de Charcot Leyden: *productos de degeneración de los eosinófilos*

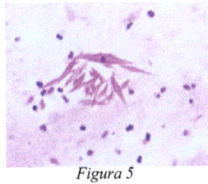 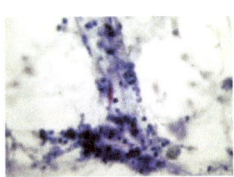

Figura 5   *Figura 6*
              (Korhonen, 2009)

Cuerpos de Creola: *Agregados o hiperplasia de células epiteliales descamadas*

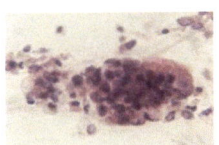 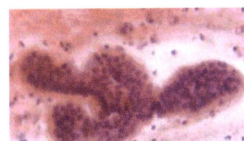

Figura 7   *Figura 8*
              (Paul O'Byrne, 2006)

Diagnóstico:
Se basa en la historia clínica, pero la confirmación se establece por la exploración funcional que objetive una obstrucción bronquial.

Características utilizadas para establecer el diagnóstico de asma
Antecedentes de síntomas respiratorios variables
Los síntomas típicos son sibilancias, falta de aire, opresión en el pecho y tos.
- En general, las personas asmáticas manifiestan más de uno de estos síntomas y aparecen de forma variable a lo largo del tiempo y varían en intensidad.
- Los síntomas suelen aparecer o empeorar por la noche o al despertar.
- Los síntomas suelen ser desencadenados por el ejercicio, la risa, los alérgenos o el aire frío.
- Los síntomas suelen aparecer o empeorar con las infecciones virales. (GINA, 2019).

Síntomas relacionados con la alimentación, también historia previa de atragantamiento e infecciones supuradas a repetición, a partir de los 6-7 años se pueden aplicar las definiciones de los consensos generales, la clasificación de un niño y de un adulto de acuerdo al fenotipo determinado resulta útil para establecer el tratamiento y el pronóstico. (Korhonen, 2009).

Se dispone de un índice Predictivo para definir el riesgo de Asma en la tabla # 1. Donde se utiliza la predicción de la posible evolución de un lactante con sibilancias recurrentes a diferencia del asma persistente atópica en la edad escolar. (GEMA, 2019).

Criterios Mayores	Criterios Mayores
Diagnóstico médico de Asma en alguno de los padres	Diagnóstico médico de Asma en alguno de los padres
Diagnóstico médico de Asma en alguno de los padres	Sibilancias no relacionadas con Resfríos
Sensibilización de algún Aero alérgeno	Eosinofilia en sangre periférica igual o superior a 4 %
	Sensibilización a leche, huevo o cacahuete.

Características del Índice Predictivo de Asma
Lactantes con más de tres episodios de sibilancias al año durante los primeros tres años de vida que cumplen un criterio mayor o dos criterios menores.
Sensibilidad 16% - especificidad 97%
Valor predictivo positivo de 77 % Valor predictivo negativo del 68 % respecto a lactantes con sibilancias recurrentes para desarrollar asma en el edad escolar de 6-13 años

Tabla # 1 Asma IPA Criterios y características. *(GEMA, 2019)*

Los síntomas de asma pueden ser similares a cualquier edad, se puede observar rasgos que la distinguen del adulto, diferencias relevantes que afectan la evolución de la misma. (Brooks M, 2016).

Al ser una enfermedad crónica se necesita de tratamiento y vigilancia continua, aunque no tenga molestias y depende mucho la edad para evitar exacerbaciones. (GEMA, 2019).

Se debe realizar la historia clínica detallando el algoritmo de la figura 9, empezando con la anamnesis, ante la sospecha de asma se efectúa el diagnóstico relacionando:

•**Exploración física:** En la crisis de Asma la auscultación pulmonar muestra sibilancias y espiración forzada.
En casos leves, las sibilancias de predominio espiratorio aparecen en las dos fases del ciclo respiratorio y son de tonalidad más grave. (Lopez, 2016).

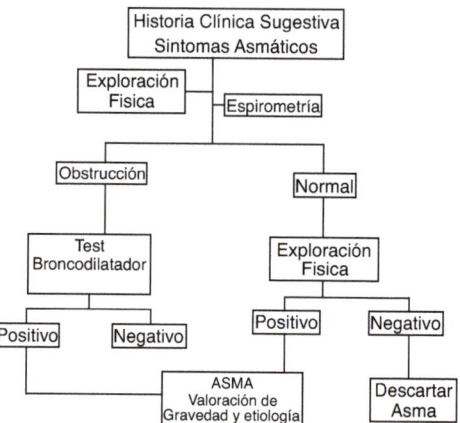

Figura 9 Algoritmo Diagnóstico del Asma Bronquial (Lopez, 2016)

Se debe realizar exámenes complementarios:

- **Gasometría arterial:** refleja la magnitud y gravedad de la enfermedad
- Es la mejor prueba que indica el estado de oxigenación en una crisis asmática.
- Se encuentra Hipoxemia y Alcalosis respiratoria por hiperventilación $PaCO_2$ menor de 35 mmHg.
- El asma además puede ocasionar Hipercapnia, que es un signo de gravedad importante con un resultado de acidosis respiratoria. (GEMA, 2019).
- **Analítica:** Se puede encontrar Eosinofilia en sangre, aunque los valores muy altos debemos descartar otras enfermedades con aspergilosis broncopulmonar alérgica, neumonía eosinofílica crónica. (Lopez, 2016).
- **Recuento de Eosinófilos puede** ser en Expectoración (> 20%).
- **Pruebas de Atopia:** Test cutáneo (princk test), Sirve para identificar agentes desencadenantes, pero no tienen utilidad para el diagnóstico.
- **Radiografía de Tórax:** Es poco útil en intercrisis, donde suele ser normal.

En la fase aguda muestra datos de hiperinflación y es necesaria para descartar procesos concomitantes y posibles complicaciones. (Lopez, 2016).

- **Prueba de Provocación Bronquial:**

Se utiliza fundamentalmente en niños de más de 6 años al ser reversible y episódica suele ser normal, se utiliza la provocación con metalcolina, el ejercicio, pero también pueden realizarse con histamina.

La prueba se considere positiva si se detecta una caída de la FEV1 superior al 20% respecto al valor basal tras la administración del estímulo. (Lopez, 2016).

- **Pruebas Funcionales:**

La Espirometría: es de gran utilidad por su interés diagnóstico y su repetición a largo plazo como seguimiento evolutivo de la enfermedad. (Lopez, 2016).

Principales variables espirométricas en la valoración del asma:
-FVC: Capacidad vital forzada volumen de aire que puede ser espirado, con el máximo esfuerzo y rapidez, partiendo de una inspiración rápida.
-FEV: Volumen espiratorio forzado en el primer segundo partiendo de una inspiración máxima.

Relación FEV/FVC porcentaje de la FVC que se espira en el primer segundo parámetro útil para identificar una obstrucción.
-PEF Flujo espiratorio máximo
-FEM flujo máximo conseguido durante la espiración forzada.

- Consideramos estándar una espirometría cuando: CVF =80% ; FEV1= 80% y FEV/ CVF =80%. , El cociente FEV1/FVC normalmente es mayor de 0,75-0,80 en los adultos y de 0,85 en los niños. (Lopez, 2016).
- Demuestra un típico patrón obstructivo, con disminución del FEV1 y de la relación FEV1/CVF, presenta un aumento del VR de hasta un 400 % y una CVF menor al 50%. (Lopez, 2016).
- Al menos una vez durante el proceso de diagnóstico, por ejemplo, cuando el FEV1 es bajo, se documenta que el cociente FEV1/FVC está por debajo del límite inferior de lo normal.

Evidencia de una limitación variable del flujo de aire espiratorio
La variación de la función pulmonar es mayor que en las personas sanas. Por ejemplo, el exceso de variabilidad se registra si:

- **La reversibilidad**: se evidencia mediante un test de broncodilatación: el aumento del FEV1 mayor o igual al 12 % o 200 ml tras la administración de un broncodilatador inhalado confirma el diagnóstico y aumenta después de 4 semanas de tratamiento antiinflamatorio (al margen de infecciones respiratorias). (Korhonen, 2009).

- **La variabilidad:** de la obstrucción bronquial con el Peak Flow se valora la medición del pico de flujo espiratorio máximo, la variabilidad diurna media diaria del PEF >10% (en niños, >13%). (Lopez, 2016)

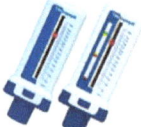

Figura 10 Peak Flow ASMAmed 2012

- Cuanto mayor sea la variación, o cuantas más veces se observa una variación excesiva, mayor seguridad se puede tener sobre el diagnóstico de asma.
- Podría ser necesario repetir las pruebas durante los síntomas, a primera hora de la mañana o después de interrumpir el tratamiento con los medicamentos broncodilatadores.
- Podría no darse reversibilidad con broncodilatadores durante exacerbaciones severas o infecciones virales.

La utilización del FEM nos puede servir de ayuda para la confirmación del diagnóstico y monitorización del Asma. (Korhonen, 2009).

Tabla: 2 Patrón Ventilatorio según resultados espirométricos.

Parámetro	Normalidad	Patrón Obstructivo	Patrón Restrictivo
FEV1	80	Disminuido	Normal o disminuido
FVC	>80	Normal o Disminuido	Disminuido
FEV/FVC o normal	>80	Disminuido	Aumento por caída de la CVF

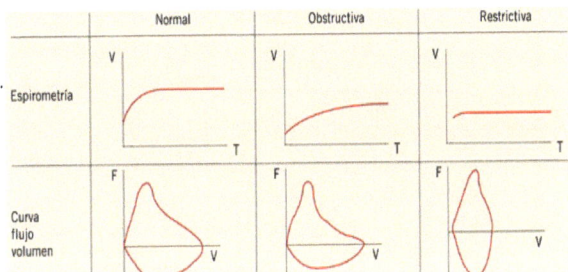

Tabla 2 Curvas según los distintos patrones espirométricos.

La espirometría tendrá preferencia a la medida del FEM, pero en niños que nos crean dudas diagnosticas o en los que la enfermedad no está bien controlada, consideramos positiva una variabildad=20%. (Paul O'Byrne, 2006).

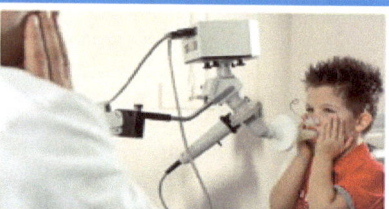

Figura 11 Espirometría ASMAmed 2012

El origen asmático, los síntomas, la duración y el tratamiento previo se debe especificar al realizar la historia clínica y la evaluación de su gravedad en cada crisis con los parámetros detallados en la tabla # 3. (Miranda C, 2004).

Se dará una respuesta terapéutica inicial y se hará un seguimiento, cabe recalcar que el grado de la obstrucción al flujo aéreo es el principal pronostico en la valoración de la crisis aérea evitando complicaciones fatales y una rápida resolución. (Price D Z. Q., 2008).

Tratamiento:

El objetivo inmediato es preservar a vida del paciente revirtiendo la obstrucción al flujo aéreo y la hipoxemia, la forma más rápida posible es revisar el plan terapéutico. (Reddel H, 2019).

Se utilizarán los siguientes fármacos que pueden utilizarse solos o combinados según la respuesta del paciente:

Broncodilatadores:

- **Agonistas B2 adrenérgicos inhalados de acción prolongada (LABA):** son controladores y broncodilatadores cuyo efecto dura 12 horas se utiliza con corticoides inhalados. Ejemplo: Salmeterol, Formoterol. (Korhonen, 2009)
- **Efectos adversos:** Taquicardia, Ansiedad, Temblor del musculo esquelético, hipokalemia, Prolongación del Intervalo Q-T.
- **Agonistas Beta 2 adrenérgicos inhalados de acción corta (SABA):** Son los broncodilatadores de elección, relajan la musculatura lisa, aumentan la depuración mucociliar y disminuyen la liberación de mediadores de los mastocitos, se deben administrar por vía inhalada por presentar una mayor rapidez de acción con menores efectos secundarios.

Ejemplo: Fenoterol, Terbutalina, Salbutamol. (GEMA, 2019).

Anticolinérgicos de acción corta (SAMA): Bloquean la acetilcolina de los nervios colinérgicos, su comienzo de acción es más lento a las 30-60 minutos, se utiliza como alternativa en pacientes que no toleran los B2 agonistas por sus efectos adversos. Ejemplo: Bromuro de Ipatropio y Tiotropio. (GEMA, 2019).

Corticoides Orales (OCS) o Intravenosos: Inhibe la respuesta tardía y disminuye la hiperreactividad bronquial.

La forma de administración puede ser nebulizando con oxígenos a flujos altos o inhaladores como la budesoniada, la ciclesonida. o Sistémicos a dosis altas en crisis asmáticas. Ejemplo: Prednisona, Metilprednisolona, Hidrocortisona. (GEMA, 2019).

Cromonas: Se utiliza vía inhalatoria como el cromoglicato sódico y el nedocromil sódico actúa estabilizando la membrana de los mastocitos, impidiendo la degranulación y por consigue la liberación de mediadores se utiliza en Asmas leves. (GEMA, 2019).

Xantinas : Se ha descontinuado por dar niveles sanguíneos erráticos y sus reacciones adversas severas: cardiotoxicas (arritmias) e interactúan con medicamentos para crisis epilépticas. Ejemplo: Teofilina, Teobromina (Korhonen, 2009).

Antagonistas de los receptores de Leucotrienos (LTRA): Mínima acción broncodilatadora y una acción antiinflamatoria. Se utiliza como tratamiento complementario en Asma leve y moderada inducida por esfuerzo y aspirinas. (Korhonen, 2009).

Anticuerpos anti IgE: Omalizumqab subcutáneo y mensual indicado en el asma extrínseca grave mal controlada actúa bloqueando la inmunoglobulina E, una proteína implicada en la inflamación alérgica o el Mepolizumab: bloquea la interleuquina 5, implica en las vías inflamatorias del asma. (GEMA, 2019).

Es importante señalar que todos los pacientes también deben ser capacitados en habilidades esenciales y en el automanejo guiado del asma, lo que incluye:
- Información sobre el asma.
- Habilidades para el uso del inhalador.
- Adherencia al tratamiento.
- Planes de acción para el asma por escrito.

Auto monitoreo de los síntomas y/o flujo pico.
- Revisión médica regular

El personal de Salud debe prevenir las exacerbaciones del Asma y controlar los síntomas siguiendo el siguiente esquema:

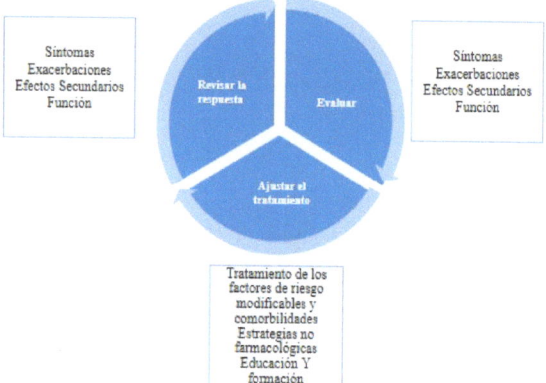

La GINA recomienda que todos los adultos y adolescentes con asma deben recibir un tratamiento controlador que contenga ICS para reducir su riesgo de presentar exacerbaciones graves y para controlar los síntomas por razones de seguridad ya no recomienda iniciar con el tratamiento con SABA en monoterapia. (GINA, 2019).

El uso excesivo de SABA (por ejemplo, ≥3 inhaladores dispensados en un año) se asocia a un mayor riesgo de exacerbaciones severas, y la dispensación de ≥12 inhalaciones en un año se asocian a un aumento en el riesgo de muerte relacionada con el asma. (GINA, 2019).

El tratamiento de elección se define en seis escalones terapéuticos:

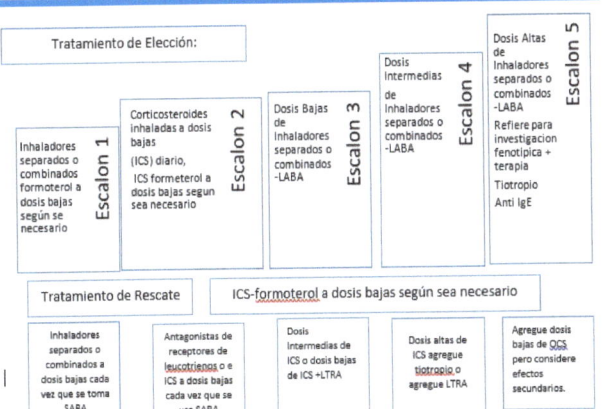

Figura 13.: Los seis escalones terapéuticos para alcanzar el control del asma (GINA, 2019)

PASO 1: son para pacientes con síntomas menos de dos veces al mes y sin factores de riesgo de exacerbación ICS-formoterol a dosis bajas ejemplo budesonida-formoterol.

Se encontró una gran cantidad de pruebas provenientes de ECA y estudios observacionales que muestran los riesgos de exacerbaciones severas, hospitalizaciones y mortalidad las cuales se reducen sustancialmente con la ICS a dosis bajas administrados con regularidad y los síntomas y la broncoconstricción inducida por el ejercicio también se reducen el 64% en comparación con SABA en monoterapia. (GINA, 2019).

PASO 2: Medicamentos controladores preferidos: Tratamiento diario con ICS a dosis bajas más SABA según sea necesario o ICS-formoterol a dosis bajas.

La combinación ICS-LABA diarios a dosis bajas como terapia inicial conduce a una mejoría más rápida en los síntomas y en el FEV1 que la monoterapia con ICS, pero es más costosa y la tasa de exacerbaciones es similar. (GINA, 2019).

Se puede adicionar para mayor control un Glucocorticoide inhalado a dosis medias o altas y añadir teofilina o omalizumab. (Paul O'Byrne, 2006).

PASO 3: Tratamiento controlador preferido: Tratamiento de mantenimiento con ICS-LABA a dosis bajas más SABA según sea necesario, O tratamiento de mantenimiento y de rescate con ICS-formoterol a dosis bajas. (GINA, 2019).

Deben revisarse la adherencia, la técnica de inhalación y las comorbilidades antes de considerar pasar al siguiente paso. Para los pacientes cuya asma no se controla con ICS a dosis bajas, la combinación ICS-LABA a dosis bajas conduce a una reducción de alrededor del 20% en el riesgo de exacerbación y una función pulmonar más alta, pero es poca la diferencia en el uso del tratamiento de rescate. En los pacientes con ≥1 exacerbación en el último año, el tratamiento de mantenimiento y de rescate con BDP-formoterol o BUD-formoterol a dosis bajas es más efectivo para reducir las exacerbaciones severas que el uso de ICS-LABA de mantenimiento o ICS a dosis más altas con SABA según sea necesario, con un nivel similar de control de síntomas. (GINA, 2019).

Otras opciones de tratamiento controlador: Tratamiento regular con ICS a dosis intermedias, o ICS a dosis bajas más LTRA. Para pacientes adultos con rinitis y que son alérgicos a ácaros del polvo doméstico, considere agregar inmunoterapia sublingual (ITSL), siempre y cuando el FEV1 sea >70% del valor teórico. (GINA, 2019).)

PASO 4: Tratamiento controlador preferido: Tratamiento de mantenimiento y de rescate con ICS-formoterol a dosis bajas, o ICS-LABA a dosis intermedias como tratamiento de mantenimiento más SABA según sea necesario, podrían beneficiarse al aumentar la dosis de mantenimiento a intermedia. (GINA, 2019).

Otras opciones de tratamiento controlador incluyen: tiotropio complementario mediante inhalador de niebla fina para pacientes de ≥6 años con antecedentes de exacerbaciones; LTRA complementario, o aumento a ICS-LABA a dosis altas, pero con este último, se debe considerar el potencial aumento de efectos secundarios por ICS. Para pacientes adultos con rinitis y asma que sean alérgicos a ácaros del polvo doméstico, considere agregar ITSL, siempre y cuando el FEV1 sea >70% del valor teórico. (GINA, 2019)

PASO 5: Refiera para investigación fenotípica ± tratamiento complementario
Los pacientes con síntomas no controlados y/o exacerbaciones a pesar del tratamiento del Paso 4 deben ser evaluados para factores contributivos, optimización del tratamiento y ser referidos para una evaluación experta que incluya un fenotipo de asma severa y un posible tratamiento complementario

guiado por el análisis de esputo.
Los tratamientos complementarios incluyen tiotropio en inhalador de niebla fina para los pacientes ≥6 años con antecedentes de exacerbaciones; para el asma alérgica severa, anti-IgE (omalizumab SC, ≥6 años), y para el asma eosinofílica severa, anti-IL5 (mepolizumab SC, ≥6 años o reslizumab IV, ≥18 años), anti-IL5R (benralizumab, ≥12 años) o anti-IL4R (dupilumab SC, ≥12 años). (GINA, 2019).
Otras opciones: Algunos pacientes podrían beneficiarse del uso de OCS a dosis bajas, pero los efectos secundarios sistémicos a largo plazo son frecuentes.

Las crisis de asma: son más comunes y más graves cuando el asma no está controlada, o en algunos pacientes de alto riesgo, las crisis pueden ocurrir incluso en personas que toman el tratamiento para el asma, por lo que todos los pacientes deben tener un plan de acción para el asma ya que las exacerbaciones o ataques pueden ser fatales. (GINA, 2019).

Evaluación de la gravedad de la exacerbación asmática

	Crisis Leve	Crisis Moderada - Grave	Parada Respiratoria
Disnea	Leve	Moderada -Intensa	Muy intensa
Habla	Párrafos	Frases Palabras	
Frecuencia Respiratoria (x)	Aumentada	>20-30	
Frecuencia Cardiaca (x)	<100	>100-120	Bradicardia
Uso musculatura accesoria	Ausente	Presente	Movimiento paradójico toracoabdominal
Sibilancias	Presentes	Presentes	Silencio Auscultatorio
Nivel de consciencia	Normal	Normal	Disminuido
Pulso Paradójico	Ausente	>10-25mmHg	Ausencia (Fatiga musular)
FEV1 o PEF (valores de referencia)	>70%	<70%	
SaO2 (%)	>95%	90-95%	<90%
Pa O2 mmHg	Normal	80-60	<60
PaCO2mmHg	<40	>40	>40

Tabla 3 Evaluación de la gravedad de la exacerbación asmática.(GEMA, 2019).

El tratamiento debe evaluarse según la gravedad, debe ser flexible y basarse inmediatamente en la valoración, aumentando la dosis o cambiarse eficazmente de medicamento.

Recomendaciones
- Definir la gravedad del paciente y si recibe o no tratamiento, determinar en función de las necesidades mínimas y lograr su control añadiendo o aumentando la dosis de medicamentos. Recomendación 1 (GEMA, 2019)
- Controlar en forma periódica hasta alcanzar su ajuste optimo actual y el riesgo futuro de las crisis asmáticas. Recomendación 2 (Price D Z. Q., 2008).
- Determinar el nivel de control del asma mediante visitas médicas regulares de seguimiento realizando un examen físico detallado exámenes de control y una espirometría. Recomendación 2 (Gotzsche PC, 2008).
- Usar correctamente los inhaladores. Identificar y evitar en lo posible los desencadenantes, monitorizar los síntomas y el flujo espiratorio máximo (PEF). Es esencial. Recomendación 1(GEMA, 2019).

Bibliografía

1. Brooks M, A. T. (2016). *Pevalence of bronchial asthma in a pediatric population.*.
2. CS., M. (2008). *Can inhaled corticosteroids influence the natural history of asthma? Curr Opin Allergy Clin Immunol.*.
3. GEMA, G. d. (2019). Guia Española para el manejo del Asma. *Archivos de Bronconeumologia.*
4. GINA, C. C. (2019). Una Guia de Bolsillo para profesionales de la Salud 2019. *GLOBAL INITIATIVE FOR ASTHMA.*
5. Gotzsche PC, J. H. (2008). *House dust mite control measures for asthma: systematic review. Allergy.*
6. Korhonen, T. D. (2009). *, Use of inhaled corticosteroids decreases hospital admission for asthma in young children. World.*
7. Lopez, J. M. (2016). *Textbook Amir*.
8. Miranda C, B. A. (2004). *Distinguishing severe asthma phenotypes: role of age at onset and eosinophilic inflammation. J Allergy Clin Immunol.*.
9. Paul O'Byrne, E. D. (2006). *Global Strategy for Asma Management and prevention.*
10. Price D, Z. Q. (2008). *Effect of a concomitant diagnosis of allergic rhinitis on asthmarelated health care use by adults. Clin Exp Allergy.*
11. Reddel H, L. M. (2019). *Manejo y prevención del Asma para adultos y niños mayores de 5 años.*

CAPÍTULO 6

ENFERMEDAD PULMONAR OBSTRUCTIVA CRÓNICA (EPOC)

Dra. Jessica Elizabeth Ninabanda Haro

Enfermedad Pulmonar Obstructiva Crónica (EPOC)
La enfermedad pulmonar obstructiva crónica (EPOC) es una enfermedad progresiva y potencialmente mortal, subdiagnosticada, con una elevada morbimortalidad y supone un problema de salud pública de gran magnitud a nivel mundial. (Peces-Barba, 2008).

El factor de riesgo más importante es el tabaco, suponiendo un 80 – 90% del riesgo de desarrollar EPOC. (Miravitlles M. S.-C.-C., 2012) Su incidencia en aumento actualmente es la cuarta causa global de muerte en el mundo y la Organización Mundial de la Salud predice que pasará a ser la tercera en el año 2020. (Rabe, 2007).

Su asociación con múltiples e importantes comorbilidades como insuficiencia cardiaca, cardiopatía isquémica, diabetes, cáncer de pulmón representa una importante carga socioeconómica, constituyendo un pilar básico en el ámbito de la asistencia integradora. (Lara, 2011) La continua actividad investigadora en EPOC y la generación de nuevas evidencias hace necesario actualizar las recomendaciones de diagnóstico y tratamiento de forma periódica. (Alonso-Coello, 2013).

Definición
La Enfermedad Pulmonar Obstructiva Crónica se caracteriza por una limitación persistente del flujo aéreo, que suele manifestarse en forma de disnea progresiva asociada a una respuesta inflamatoria crónica exagerada de las vías aéreas y pulmonares frente a gases y partículas nocivas. (Vogelmeier, 2017).
Es una enfermedad de alta prevalencia, prevenible y tratable, heterogénea en su presentación clínica y evolución, con afectación sistémica extrapulmonar que puede contribuir a la gravedad en algunos pacientes. (SILVA, 2010)

Epidemiología
La EPOC es una causa mayor de morbilidad y mortalidad con importante impacto socioeconómico y constituye un problema de salud pública de primer orden. En la actualidad es la tercera causa de muerte a nivel mundial. (Hurd, 2005).
La prevalencia, la incidencia y las tasas de mortalidad aumentan con la edad se estima que 13.6 % de las personas mayores de 40 años la padece.

(Miravitlles M. S.-C., 2017) La prevalencia actualmente es mayor en las mujeres, debido al aumento en el consumo de tabaco en mujeres de países de altos ingresos y al mayor riesgo de exposición a la contaminación del aire interior como el combustible de biomasa utilizado para cocinar y calentar en países de bajos ingresos, la enfermedad ahora afecta a hombres y mujeres casi por igual. (Soriano, 2017) Se sabe que casi el 90 % de las muertes por EPOC ocurren en países de bajos y medianos ingresos. (Buist AS, 2007).

Según las estimaciones de la Organización Mundial de la Salud 65 millones de personas tienen enfermedad pulmonar obstructiva crónica (EPOC) de moderada a grave. Más de 3 millones de personas murieron de EPOC en 2005, lo que corresponde al 5 % de todas las muertes a nivel mundial. Los datos del Global Burden of Disease Study informan también de una prevalencia de 251 millones de casos de EPOC a nivel mundial en 2016. Se estima que 3,17 millones de muertes fueron causadas por la enfermedad en 2015 a nivel mundial 5 % de todas las muertes a nivel mundial en ese año. (Machovec, 2019).

Factores de riesgo
El factor de riesgo más común entre los pacientes con EPOC es el tabaquismo, aunque este no es el único. La exposición a largo plazo a gases o partículas nocivas en conjunto con factores genéticos, hiperreactividad bronquial y alteraciones en el desarrollo pulmonar durante la infancia pueden contribuir al desarrollo de EPOC en pacientes no fumadores. (Lange P, 2015).

Otros factores que pueden influir en el desarrollo de EPOC son los genéticos (déficit de α-1 antitripsina), la edad y el sexo (a mayor edad y en sexo femenino más riesgo), el retardo en el desarrollo y crecimiento pulmonar (bajo peso al nacer, infecciones respiratorias), el estatus socioeconómico con relación inversamente proporcional, probablemente secundaria a mayor riesgo de exposición a contaminantes y otros factores de riesgo, las infecciones respiratorias, infecciones graves en la infancia que conllevan alteraciones en la función pulmonar e incremento de los síntomas en la adultez (asma e hiperreactividad bronquial y la bronquitis crónica). (DeMarco R, 2011).

Fisiopatología
La limitación irreversible del flujo aéreo caracteriza la obstrucción bronquial

crónica, con reducción del flujo espiratorio por cambios inflamatorios sistémicos, respuesta inmune inadecuada, desequilibrio en el estrés oxidativo, fibrosis de la pared bronquial, alteración de las secreciones y transporte de moco, aumento de la resistencia de la vía aérea y repercusión en la vía aérea pequeña. Esto lleva a una pérdida de la retracción elástica y de las fijaciones alveolares con destrucción del parénquima y pérdida de las superficies de intercambio gaseoso lo que se conoce con el nombre de enfisema. (Longo, 2012).

La patogenia del enfisema se puede clasificar en cuatro fenómenos interrelacionados:
- Exposición crónica a partículas nocivas como el humo del tabaco que produce inflamación y atracción de células inmunitarias a los espacios aéreos terminales del pulmón.
- Dichas células inflamatorias liberan proteinasas elastolíticas que dañan la matriz extracelular de los pulmones.
- Muerte de la estructura celular (células endoteliales y epiteliales) por el estrés oxidativo y pérdida de unión a la matriz celular.
- Reparación ineficaz de la elastina y de otros componentes de la matriz extracelular que produce mayor tamaño de los espacios aéreos, lo que define al enfisema pulmonar.

Gráfico N. 1 Patogenia del Enfisema.

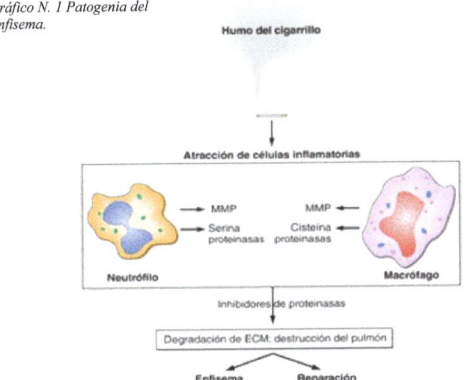

Fuente: *Dennis L. Kasper, Anthony S. Fauci, Stephen L. Hausen, Dan L. Longo, J. Larry Jameson, Joseph Loscalzo: Harrison. Principios de Medicina Interna, 19e: www.accessmedicina.com*

El enfisema solo describe una fase ya que la evolución de esta enfermedad implica daño sistémico e, incluso, cáncer. (Martínez N, 2017).

La naturaleza inflamatoria de la enfermedad conduce a grados variables de pequeña obstrucción de las vías respiratorias y destrucción del parénquima pulmonar. El curso de la enfermedad generalmente se ve interrumpido por episodios de exacerbación aguda, cuya frecuencia contribuye a la morbilidad y mortalidad generales. (Suissa 2012).

Las exacerbaciones de la EPOC son episodios complejos que suelen asociarse a un aumento de la inflamación de las vías aéreas, un aumento de la producción de moco y un notable atrapamiento de aire. Estos cambios contribuyen a aumentar la disnea que es el síntoma clave en una exacerbación. Otros síntomas son el aumento de la purulencia y el volumen del esputo, junto con un incremento de la tos y las sibilancias. Dado que las comorbilidades son frecuentes en los pacientes con EPOC, las exacerbaciones deben diferenciarse clínicamente de otros episodios, como un síndrome coronario agudo, un empeoramiento de la insuficiencia cardiaca congestiva, una embolia pulmonar o una neumonía. (Anthonisen NR, 1987).

Diagnóstico

El diagnóstico clínico de sospecha de EPOC ha de considerarse en todas las personas adultas con exposición a factores de riesgo, básicamente el hábito tabáquico (con una exposición de al menos 10 años-paquete) que presentan tos crónica, con o sin producción de esputo o disnea. (Peces-Barba, 2008) La disnea es progresiva, empeora con el ejercicio y se torna persistente con el tiempo. (Lange P, 2015).

Se podrá considerar el diagnóstico en sujetos de más de 35 años con tos crónica y con factores de riesgo y síntomas de disnea al ejercicio, producción regular de esputo, bronquitis frecuente en invierno y sibilancias. (McKeough ZJ, 2016).

Una medida sencilla de la dificultad respiratoria es el cuestionario del British Medical Research Council modificado (mMRC), se considera adecuada puesto que muestra una buena relación con otras medidas del estado de salud y predice el riesgo futuro de mortalidad. Consta de cinco niveles, a mayor grado, menor tolerancia a la actividad debido a la disnea. (CM., 2000).

Tabla 1. Escala de valoración de la disnea del MRC modificada.	
Grado:	**Actividad:**
0	Ausencia de disnea al realizar ejercicio intenso.
1	Disnea al andar deprisa en llano, o al andar subiendo una pendiente poco pronunciada.
2	La disnea le produce una incapacidad de mantener el paso de otras personas de la misma edad caminando en llano o tener que parar a descansar al andar en llano al propio paso.
3	La disnea hace que tenga que parar a descansar al andar unos 100 metros o después de pocos minutos de andar en llano.
4	La disnea impide al paciente salir de casa o aparece con actividades como vestirse o desvestirse.

Fuente: FletcherCM.BMJ1960;2:1662.

Otra evaluación es la prueba de COPD Assessment Test (CAT, se compone de ocho preguntas por las cuales los pacientes califican tanto sus síntomas como el nivel relativo de discapacidad, se califica en una escala de 0 a 5, se cuenta la puntuación de 0 a 40, cuanto mayor sea el número, más grave será el impedimento. La gama de preguntas está relacionada con diferentes aspectos de la enfermedad. (PW., 2001).

Nunca toso	Siempre estoy tosiendo
No tengo flema (mucosidades) en el pecho.	Tengo el pecho completamente lleno de flema (mucosidad).
No siento ninguna opresión en el pecho.	Siento mucha opresión en el pecho.
Cuando subo una pendiente o un tramo de escaleras, no me falta el aire.	Cuando subo una pendiente o un tramo de escaleras, me falta mucho el aire.
No me siento limitado para realizar actividades domésticas.	Me siento muy limitado para realizar actividades domésticas.
Me siento seguro al salir de casa a pesar de la afectación pulmonar que padezco.	No me siento nada seguro al salir de casa debido a la afección pulmonar que padezco.
Duermo sin problemas	Tengo problemas para dormir debido a la afección pulmonar que padezco.
Tengo mucha energía.	No tengo ninguna energía.
Puntuación Total:	

Fuente: Jonesetal.ERJ2009;34(3);648-54.

Neumología

La exploración de la función pulmonar en la EPOC permite: establecer el diagnóstico, cuantificar su gravedad, estimar el pronóstico, realizar el seguimiento de la evolución y valorar la gravedad de las exacerbaciones. (Peces-Barba, 2008).

La espirometría es el único método reproducible y objetivo para la medición del flujo aéreo. El volumen espiratorio forzado posterior al broncodilatador en un segundo (FEV1) / capacidad vital forzada (FVC) debe ser inferior a 0.7 para este diagnóstico. (GOLD 2018).

Clasificación de la EPOC mediante espirometría.

Tabla 3. Clasificación de la gravedad de la limitación del flujo aéreo en la EPOC.	
Grado GOLD	Definición
1: Leve	FEV1 > 80 % del valor teórico
2: Moderado	50 % < FEV1 < 80 % del valor teórico
3: Grave	30 % < VEF1 < 50 % del valor teórico
4: Muy grave	VEF1 < 30 % del valor teórico

Fuente: Goldcopd

La valoración de las repercusiones de la EPOC en un paciente individual combina la evaluación de los síntomas con la clasificación espirométrica del paciente y/o su riesgo de exacerbaciones. El instrumento de evaluación "ABCD". (Kim J, 2015).

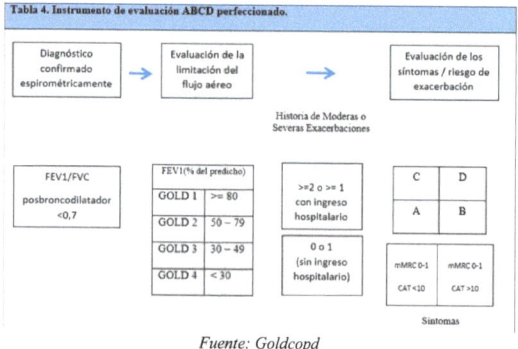

Fuente: Goldcopd

En el esquema de evaluación perfeccionado, debe realizarse una espirometría para determinar la gravedad de la limitación del flujo aéreo del paciente, a continuación se realiza un evaluación de la disnea con el empleo de la escala mMRC o bien de los síntomas de CAT, por último deben registrarse los antecedentes de las exacerbaciones. Este esquema de clasificación puede facilitar la consideración de los diversos tratamientos y puede ser útil también para guiar las estrategias terapéuticas de escalada y desescalada del tratamiento en un paciente concreto. (Kim J, 2015).

La radiografía de tórax no es útil para el diagnóstico de EPOC, pero sí para la exclusión de los diagnósticos diferenciales tanto pulmonares como cardiovasculares. (Celli BR, 2004).

La tomografía computarizada de alta resolución (TACAR) se reserva para aquellos pacientes en quienes se debe valorar el parénquima pulmonar por sospecha de bronquiectasias o quienes por sus riesgos exposicionales tienen mayor probabilidad de desarrollar cáncer de pulmón. (Milne S, 2014).

Otros estudios como determinación de alfa 1 antitripsina, gammagrama ventilatorio perfusorio y citología de esputo deben ser considerados sólo en situaciones especiales.

Los pacientes con EPOC pueden tener episodios con empeoramiento de los síntomas respiratorios que requieren tratamiento adicional. Estas exacerbaciones de la EPOC son el principal impulsor de la calidad de vida y la supervivencia en la EPOC. Las exacerbaciones consisten en un espectro heterogéneo de cambios patobiológicos en comparación con la EPOC estable, que incluye inflamación, infección e hiperinflación. (Van Geffen WH, 2016).

La presentación clínica de la enfermedad pulmonar obstructiva crónica (EPOC) se ve agravada, en ocasiones, por la aparición de eventos clínicos consistentes en un aumento agudo de los síntomas respiratorios a los que han venido a denominarse agudizaciones o exacerbaciones. Las exacerbaciones de la EPOC pueden ser desencadenadas por varios factores. Las causas más frecuentes parecen ser las infecciones de la vía respiratoria. (Vestbo J, 2013).

Tratamiento

Tratamiento de EPOC estable.

La EPOC es una enfermedad prevenible, dejar de fumar es la intervención más costo-efectiva en la prevención del desarrollo y progresión de la EPOC. También reduce la mortalidad por otras causas, muchas de las cuales son comorbilidades asociadas a la EPOC. (Van der Meer RM, 2003)

Recomendaciones:	Nivel de Evidencia / Grado de Recomendación:
La abstención del hábito de fumar es la intervención más simple y más rentable para reducir el riesgo de desarrollar EPOC y detener su progresión en cualquier estadio. (Ward MM, 2000)	2A

La terapia farmacológica para la enfermedad pulmonar obstructiva crónica (EPOC) tiene como objetivo aliviar los síntomas, mejorar la calidad de vida y prevenir o tratar las exacerbaciones. (Kew. KM, 2014).

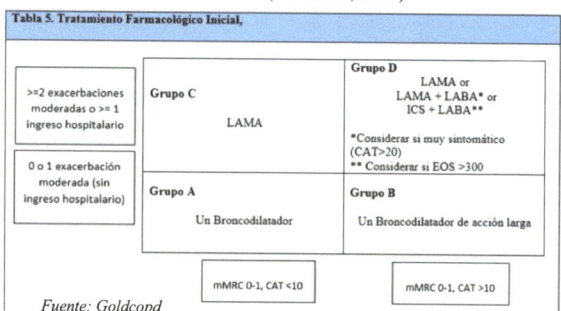

Fuente: Goldcopd

El primer paso es a menudo un broncodilatador de acción corta para el control de la disnea, un agonista beta 2 de acción corta (SABA) como salbutamol o el ipratropio antagonista muscarínico de acción corta (SAMA). Ambos broncodilatadores tienen una duración de acción de cuatro a seis horas, y mejoran la función pulmonar y la disnea. (Kew. KM, 2014) Para la disnea persistente o que empeora asociada con la disminución de la función pulmonar, se pueden introducir broncodilatadores de acción prolongada. Estos comprenden de acción prolongada beta 2 agonistas, tales como salmeterol o formoterol (LABA) duración de acción de 12 horas y indacaterol duración de la acción de 24 horas, y de acción prolongada agentes anticolinérgicos, tales como tiotropio (duración de la acción de 24 horas) y más recientemente bromuro de aclidinio y bromuro de glicopirronio. (Van Geffen WH, 2016). Para los pacientes con EPOC grave o muy grave (volumen espiratorio forzado en un segundo (FEV 1) <50% previsto) con exacerbaciones repetidas. la adición de corticosteroides inhalados (SCI) al tratamiento broncodilatador. (Kew. KM, 2014)

Recomendaciones:	Nivel de Evidencia / Grado de Recomendación:
Dispositivos inhalatorios son más efectivos que las nebulizaciones. (Van Geffen WH, 2016)	1C

Los corticosteroides inhalados (SCI) son medicamentos antiinflamatorios se combinan con LABA. Las combinaciones más comunes de SCI y LABA en inhaladores combinados son fluticasona y salmeterol, y budesonida y formoterol. (Kew. KM, 2014).

Los broncodilatadores de acción prolongada, como el agonista β de acción prolongada (LABA), el antagonista muscarínico de acción prolongada (LAMA) y las combinaciones LABA / corticosteroide inhalado (SCI) se han utilizado en personas con EPOC moderada a grave. para controlar síntomas como disnea y tos, y prevenir exacerbaciones. Una serie de combinaciones LABA / LAMA ahora están disponibles para uso clínico en EPOC. (Van Geffen WH, 2016).

Recomendaciones:	Nivel de Evidencia / Grado de Recomendación:
En comparación con placebo, LABA / LAMA una vez al día a través de un inhalador combinado se asocia con una mejora clínicamente significativa en la función pulmonar y la calidad de vida relacionada con la salud en pacientes con síntomas leves. (Maqsood U, 2019)	1A

En comparación con placebo, LABA/LAMA reduce la tasa de exacerbaciones en EPOC modera. (Maqsood U, 2019)	1A
Las terapias combinadas son más efectivas que las monoterapias para mejorar los síntomas y los puntajes de calidad de vida. (Oba Y, 2018)	1A
La combinación LABA / LAMA es el grupo de tratamiento mejor clasificado para reducir las exacerbaciones moderadas a severas y severas, seguido de LAMA. (Oba Y, 2018)	1A
LAMA disminuye las exacerbaciones moderadas a severas en comparación con LABA en las poblaciones de alto y bajo riesgo. (Oba Y, 2018)	1A
LABA / LAMA reduce significativamente las exacerbaciones moderadas a severas en comparación con todos los demás, y las exacerbaciones graves en comparación con LABA / ICS y LABA en la población de alto riesgo. (Oba Y, 2018)	1A
Los inhaladores que contienen ICS están asociados con un mayor riesgo de neumonía.	1D
Las metilxantinas son fármacos de segunda línea por su débil potencia broncodilatadora y estrecho margen terapéutico. (Dahl R, 2001)	2A
Se recomienda evitar el tratamiento a largo plazo con corticoides orales por no existir evidencias de beneficios y por la gran evidencia de efectos secundarios, especialmente la miopatía esteroidea. (Pauwels RA, 2001)	1A
El uso de antibióticos no se recomienda más allá del tratamiento de exacerbaciones infecciosas de la EPOC y otras infecciones bacterianas. (Fabbri LM, 2003)	1A

Oxígeno Domiciliario

Recomendaciones:	Nivel de Evidencia / Grado de Recomendación:
La oxigenoterapia a largo plazo mejora la supervivencia en pacientes con EPOC con hipoxemia grave. (Cranston JM, 2005)	1A
No alarga la supervivencia de las personas cuyos niveles de oxígeno eran sólo moderadamente bajos, o solo bajos por la noche. (Cranston JM, 2005)	1C

Técnicas de depuración de las vías respiratorias

Son técnicas que tienen como objetivo eliminar el esputo de los pulmones mediante la aplicación externa de fuerzas para eliminar las secreciones pulmonares. Existen muchos tipos utilizados en la práctica clínica, incluida la terapia convencional (drenaje postural, percusión, vibración), ejercicios de respiración (ciclo activo de técnica de respiración, drenaje autógeno), dispositivos portátiles de presión espiratoria positiva (PEP) (máscara, boquilla o PEP oscilatorio) y dispositivos mecánicos que se aplican externamente a la pared torácica (oscilación de alta frecuencia de la pared torácica). La mayoría de los TCA implican un grado de esfuerzo respiratorio activo, sin embargo, algunos pueden aplicarse pasivamente (drenaje postural). (Osadinik CR, 2012).

Recomendaciones:	Nivel de Evidencia / Grado de Recomendación:
Técnicas de limpieza de las vías aéreas son seguras para las personas con EPOC y confieren pequeños efectos beneficiosos. (Osadinik CR, 2012)	1A
Los efectos beneficiosos de los TCA son la eliminación de moco, el volumen del y la disnea. (Cranston JM, 2005)	1A
Los ejercicios de respiración durante cuatro a quince semanas mejoran la capacidad de ejercicio funcional en personas con EPOC en comparación con ninguna intervención. (Holland AE, 2012)	1A

Tratamiento de exacerbaciones de EPOC

El objetivo del manejo de una exacerbación aguda a nivel extrahospitalario es tratar la infección si está presente, movilizar las secreciones bronquiales excesivas, mejorar el grado de obstrucción, la fuerza muscular respiratoria y facilitar la tos, evitar los efectos adversos del tratamiento y educar a los pacientes y sus familiares sobre los signos de deterioro y las medidas que se pueden tomar. (Ram SFS, 2003).

Recomendaciones:	Nivel de Evidencia / Grado de Recomendación:
La primera medida a instaurar en una exacerbación de la EPOC es el incremento en la dosis o frecuencia de la broncodilatación previa. (Ram SFS, 2003)	3A
Los agonistas Beta2 de acción corta inhalados, con o sin anticolinérgicos de acción corta, se recomiendan como broncodilatadores iniciales para el tratamiento de la exacerbación aguda. (Anthonisen NR, 1987)	1C
Se recomienda comenzar con Beta 2 de corta duración y si la respuesta con altas dosis no es satisfactoria se añade el anticolinérgico. (Ram SFS, 2003)	1B
Los corticosteroides sistémicos pueden mejorar la función pulmonar (FEV1), la oxigenación, y acortar el tiempo de recuperación y la duración de la hospitalización. La duración del tratamiento no debe ser superior a 5-7 días. (Martinez FJ, 2006)	1A
Los antibióticos, cuando están indicados, pueden reducir el tiempo de recuperación, reducir el riesgo de recaída temprana, el fracaso terapéutico y la duración de la hospitalización. La duración del tratamiento debe ser de 5-7 días. (Celli BR B. P., 2007)	1B

Clasificación de Anthonisen en la EPOC

Es útil para determinar la necesidad del uso de antibióticos en las exacerbaciones agudas de la enfermedad pulmonar obstructiva crónica.

Tabla 6. Clasificación de Anthonisen

Síntoma cardinales.	Definición
Aumento de la disnea Aumento del volumen del esputo Aumento de la purulencia del esputo	Tipo I: Presencia de tres criterios
	Tipo II: Presencia de dos criterios
	Tipo III: Presencia de un criterio

Los pacientes con exacerbación tipo I y tipo II deben recibir terapia con antimicrobianos. Los Pacientes con exacerbaciones III no deben recibir antibiótico y se puede tratar de forma ambulatoria. (Sethi, 2005)

Recomendaciones:	Nivel de Evidencia / Grado de Recomendación:
La decisión del antibiótico a indicar debe basarse en cobertura de la etiología más probable, considerar el problema de resistencia local, la forma de administración, la disponibilidad del medicamento y la severidad del caso. (Quiñones-Falconi F, 2004)	1A
En las agudizaciones infecciosas no neumónicas, cuando son casos no muy complicados, sin factores de riesgo se pueden usar macrólidos (claritromicina o azitromicina) o ampicilina/sulbactam o amoxicilina de primera línea. (Quiñones-Falconi F, 2004)	1A
En casos severos entran al escenario las fluoroquinolonas respiratorias: levofloxacino (la más antigua), moxifloxacino y gemifloxacino (la más reciente). (Quiñones-Falconi F, 2004)	1B
Ciprofloxacino sólo se debe indicar cuando se desea cubrir la posibilidad de P. aeruginosa, situación en la que es el fármaco de elección cuando no existe resistencia local debiendo combinarse con otro antibiótico con cobertura anti-Pseudomonas. (Quiñones-Falconi F, 2004)	1B

La PCR es una proteína de fase aguda producida por el hígado que aparece elevada en la mayoría de patologías infecciosas, inflamatorias o con daño tisular, por lo que se considera un marcador sensible. Las concentraciones de proteína C reactiva guardan relación con importantes variables clínicas que ayudan a pronosticar la evolución de los pacientes con EPOC estabilizada, independientemente del grado de obstrucción del flujo aéreo. (M.B. Pepys, 2003).

En presencia de un síntoma clave, la concentración plasmática de PCR es útil para confirmar la exacerbación de la EPOC. Las concentraciones de PCR pueden pronosticar las exacerbaciones bacterianas en pacientes con EPOC, por lo que podrían ser un marcador clínico útil del tratamiento antibiótico de las exacerbaciones de EPOC. (J.R. Hurst, 2006).

Criterios de Hospitalización

Las variables a evaluar en la anamnesis y el examen físico, para decidir dónde se recomienda manejar el paciente con E-EPOC. No todas estas variables deben estar presentes y la decisión debe ser individualizada. La ausencia de estos criterios define el manejo ambulatorio de la E-EPOC. (Zheng JP, 2008).

Tabla 6. Criterios de Hospitalización en la Exacerbación de la EPOC.
Paciente sin capacidad de autocuidado.
Disnea intensa mMRC 4
Disnea grave que no mejora con tratamiento óptimo.
Fracaso de tratamiento ambulatorio
Comorbilidades importantes (diabetes o cardiovasculares)
Antecedentes de tres o más exacerbaciones/hospitalizaciones en el último año.
Taquipnea (FR>30)
Estado de conciencia alterado.
Uso de músculos accesorios.
Respiración paradójica.
Inestabilidad hemodinámica.
Aumento de edema periférico.
Hipoxemia severa (SaO2<90)
Hipercapnia con acidosis respiratoria.

Bibliografía

1. Alonso-Coello, P. R. (2013). *Calidad y fuerza: el sistema GRADE para la formulación de recomendaciones en las guías de práctica clínica.* . Arch Bronconeumol, 49(6)., 261-7.
2. Anthonisen NR, M. J. (1987). *Antibiotic therapy in exacerbations of chronic obstructive pulmonary disease.* . Ann Intern Med , 106(2): 196-204.
3. Austin MA, W. K.-B. (2010). *Effect of high flow oxygen on mortality in chronic obstructive pulmonary disease patients in prehospital setting: randomised controlled trial.* BMJ . 341: c5462.
4. Buist AS, M. M. (2007). *International variation in the prevalence of COPD (the BOLD Study): a population-based prevalence study.* Lancet. 370(9589), 741-50.
5. Celli BR, B. P. (2007). *Exacerbations of chronic obstructive pulmonary disease.* . Eur Respir J, 29(6): 1224-38.
6. Celli BR, M. W. (2004). *Standards for the diagnosis and treatment of patients with COPD: a summary of the ATS/ERS position paper.* Eur Respir J., 932-46.
7. CM., F. (2000). *Standardised questionnaire on respiratory symptoms: a statement prepared and appoved by the MRC Committee on the Aetiology of Chronic Bronchitis.* BMJ.
8. Cranston JM, C. A. (2005). *Oxígeno domiciliario para la enfermedad pulmonar obstructiva crónica.* . Base de datos Cochrane de Revisiones Sistemáticas.
9. Dahl R, G. L. (2001). *Inhaled formoterol dry powder versus ipratropim bromide in chronic obstructive pulmonary disease.* Am J Respir Crit Care Med
10. DeMarco R, A. S. (2011). *Risk factors for chronic obstructive pulmonary disease in a European cohort of young adults.* Am J Respir Crit Care Med, 891-7. .Fabbri LM, H. S. (2003). *Global Strategy for Diagnosis, Management and Prevention of COPD.* Eur Respir J.
11. From the Global Strategy for the Diagnosis, Management and Prevention of COPD. (2018). *Global Initiative for Chronic Obstructive Lung Disease (GOLD)* .
12. Holland AE, H. C. (2012). *Breathing exercises for chronic obstructive pulmonary disease.* Cochrane Database of Systematic Reviews.
13. Hurd, S. S. (2005). *COPD: good lung health is the key.* . The Lancet, 366(9500)., 1832-1834.
14. J.R. Hurst, G. D. (2006). *Use of plasma biomarkers at exacerbation of chronic obstructive pulmonary disease.* Am J Respir Crit Care Med,, 867-874.
15. Kew. KM, D. S. (2014). *Long-acting inhaled therapy (beta-agonists,anticholinergics and steroids) for COPD: a network meta-analysis.* Cochrane Database of Systematic Reviews.
16. Kim J, Y. H. (2015). *Lung function decline rates according to GOLD group in patients with chronic obstructive pulmonary disease.* Int J Chron Obstruct Pulmon Dis , 10: 1819-27.
17. Lange P, C. B. (2015). *Lung-function trajectories leading to chronic obstructive*
18. Lange P, C. B. (2015). *Lung-function trajectories leading to chronic obstructive pulmonary disease.* . N Engl J Med. 373(2)., 111-22.
19. Lara, B. M. (2011). *Registros de enfermedades respiratorias en España: fundamentos y organización.* Archivos de Bronconeumología, 47(8)., 389-396.

20. Longo, D. L. (2012). *Harrison. Principios de medicina interna. Vol. 2.* McGraw Hill.
21. M.B. Pepys, G. H. (2003). C-reactive protein: A critical update. *J Clin Invest,*, 1805-1812.
22. Machovec, K. y. (2019). . El dilema de la base de datos: una herramienta imperfecta pero crítica para mejorar la calidad y los resultados de referencia. *Revista de anestesia cardiotorácica y vascular* .
23. Maqsood U, H. T. (2019). Once daily long-acting beta2-agonists and long-acting muscarinic antagonists in a combined inhaler versus placebo for chronic obstructive pulmonary disease. *Cochrane Database of Systematic Reviews.*
24. Martinez FJ, H. M. (2006). Role of infection and antimicrobial therapy in acute exacerbations of chronic obstructive pulmonary disease. . *Expert Rev Anti Infect Ther , 4 4(1): 101-2.*
25. Martínez N, V. M. (2017). Inmunopatología de la enfermedad pulmonar obstructiva crónica. . *Rev Alerg Mex. 64(3),, 327-346.*
26. McKeough ZJ, V. M. (2016). Upper limb excersice training for COPD. . *Cochrane Database of Systematic Reviews.*
27. Milne S, K. G. (2014). Advanced imaging in COPD: insignths into pulmonary pathophy siology. *J Thorac Dis 6(11), 1570-85.* .
28. Miravitlles, M. S.-C. (2017). Guía española de la enfermedad pulmonar obstructiva crónica (GesEPOC) 2017. Tratamiento farmacológico en fase estable. *Archivos de Bronconeumología, 53(6), 324-335.*
29. Miravitlles, M. S.-C.-C. (2012). Guía Española de la EPOC (GesEPOC). Tratamiento farmacológico de la EPOC estable. . *Archivos de Bronconeumología, 48(7)., 247-257.*
30. Oba Y, K. E. (2018). Dual combination therapy versus long-acting bronchodilators alone for chronic obstructive pulmonary disease (COPD): a systematic review and network meta-analysis. *Cochrane Database of Systematic Reviews.*
31. OMS. (2017). *EPOC.*
32. Osadinik CR, M. D. (2012). Airway clearance techniques for chronic obstructive pulmonary disease. *Cochrane Database of Systematic Reviexs.*
33. Pauwels RA, B. A. (2001). GOLD Scienctific Committee. Global strategy for the diagnosis, management, and prevention of chronic obstructive pulmonary disease. *National Heart, Lung and Blood Institute and World Heath Organization Global Intitiative for Chronic Obstructive Lung Disease GOLD.*
34. Peces-Barba, G. B. (2008). Guía Clínica SEPAR-ALAT de diagnóstico y tratamiento de la EPOC. *Arch Bronconeumol, 44(5), 271.*
35. Peces-Barba, G. B. (2008). Guía clínica SEPAR-ALAT de diagnóstico y tratamiento de la EPOC. . *Arch Bronconeumol, 44(5)., 271-81.*
36. PW., J. (2001). Health status measurement in chronic obstructive pulmonary disease. *Thorax, 56(11): 880-7.*
37. Quiñones-Falconi F, C. J.-V.-V.-M. (2004). Antimicrobial susceptibility patterns of Streptococcus pneumoniae in Mexico. . *Diagn Microbiol Infect Dis , 49: 53-58.*

37. Rabe, K. F. (2007). Global Initiative for Chronic Obstructive Lung Disease. Global strategy for the diagnosis, management, and prevention of chronic obstructive pulmonary disease. . GOLD executive summary. Am J Respir Crit Care Med, 176., 532-555.
38. Ram SFS, W. J. (2003). Hospital en domicilio para las exacerbaciones agudas de a enfermedad pulmonar obstructiva crónica. Cochrane Library .
39. Sethi. (2005). Pathogenesis and Treatment of Acute Exacerbations of Chronic Obstructive Pulmonary Disease. Seminars in Respiratory and Critical Care Medicine, 26(2).
40. SILVA, R. (2010). Enfermedad pulmonar obstructiva crónica: Mirada actual a una enfermedad emergente. . Revista médica de Chile, 138(12)., 1544-1552.
41. Soriano, J. A. (2017). Defunciones mundiales, regionales y nacionales, prevalencia, años de vida ajustados por discapacidad y años vividos con discapacidad por enfermedad pulmonar obstructiva crónica y asma. The Lancet Respiratory Medicine , 5 (9),, 691-706.
42. Van der Meer RM, W. E. (2003). Smoking cessation for chronic obstructive pulmonary disease. Cochrane Database Syst Rev.
43. Van Geffen WH, D. W. (2016). Bronchodilators delivered by nebuliser versus pMDI with spacer or DPI for exacervations of COPD. Cochrane Database of Systematic Reviews.
44. Vestbo J, H. S. (2013). Global strategy for the diagnosis, mana-gement, and prevention of chronic obstructive pulmonary disease. GOLD executive summary. Am J Respir Crit Care Med. , 187: 347-365.
45. Vogelmeier, C. F. (2017). Informe 2017 de la iniciativa global para el diagnóstico, tratamiento y prevención de la enfermedad pulmonar obstructiva crónica: resumen ejecutivo de GOLD. Archivos de bronconeumología, 53(3)., 128-149.
46. Ward MM, J. H. (2000). Direct medical cost of chronic obstructive pulmonary disease in U.S.A. Respir Med.
47. Zheng JP, K. J. (2008). Effect of carbocisteine on acute exacerbation of chronic obstructive pulmonary disease (PEACE Study): a randomised placebo-controlled study. Lancet, 371(9629):2013-2018.

CAPÍTULO 7

ENFERMEDAD INTERSTICIAL DIFUSA (EPID)
Dr. Cristian Israel Uriarte Muñoz

Enfermedad Intersticial Difusa (EPID)

Las enfermedades pulmonares intersticiales difusas (EPID), son un grupo heterogéneo de trastornos que afectan predominantemente el parénquima pulmonar que provocan la formación de cicatrices irreversibles a nivel de pulmón lo que afecta la capacidad para respirar y enviar suficiente oxígeno al torrente sanguíneo, además varían ampliamente con respecto a su etiología, sin embargo, tienen una presentación radiológica, histopatológica y clínica similar.

El término EPID engloba aproximadamente 200 entidades clínicas distintas, todas con fibrosis e inflamación del parénquima pulmonar. Dentro de estas enfermedades las más comunes son la Fibrosis Pulmonar Idiopática, una enfermedad con pobre pronóstico clínico y rápidamente progresiva, y la EPID secundaria a sarcoidosis. (Arce Rodríguez, Castro Madrigal, Penon Portman, Ramirez Cisneros , & Vasrgas Soto , 2015, págs. 1-3)

Etiología
Las Enfermedades Pulmonares Intersticiales Difusas (EPID) pueden desencadenarse por múltiples factores, entre ellos ocupacionales y ambientales (por toxinas presentes en el aire) medicamentos (quimioterapias) y enfermedades autoinmunes (artritis reumatoide, sarcoidosis etc.) que pueden dañar el epitelio alveolar. En la tabla 1 se evidencia la clasificación etiológica por diferentes grupos.

El 50% de los casos tiene una etiología específica, el 50% restante es idiopático. El daño inicial puede ser inducido a través de la vía aérea o la circulación, o puede tener lugar como consecuencia de la sensibilización a diferentes sustancias o agentes que generan una cascada inflamatoria creando destrucción de la pared alveolar y afección del intersticio y del lecho vascular desencadenando en último término fibrosis pulmonar. (Salcedo Posadas, Janeth Signoret, Lopez Sanguos , & Rodriguez Cimadevilla, 2015, pág. 172).

Causas infecciosas	Virus: CMV, adenovirus, otros. Neumonitis intersticial linfocítica debida a VIH Hongos: Pneumocystis jiroveci Bacterias: Legionella pneumophila Otras: Mycoplasma pneumoniae
Inhalantes ambientales	Inorgánicos: sílice, asbesto, polvo de talco, estearato de cinc Ácidos: sulfúrico y clorhídrico Gases: cloro, dióxido de nitrógeno, amonio Orgánicos: neumonitis por hipersensibilidad
Inducidas por radiación	---
Inducidas por drogas	Ciclofosfamida, metotrexato, azatioprina, arabinósido de citosina, vinblastina, bleomicina, nitrosoureas, nitrofurantoína, penicilamina, sales de oro.
Asociadas con enfermedades sistémicas autoinmunitarias	Artritis reumatoidea juvenil, dermatomiositis y polimiositis, lupus eritematoso sistémico, esclerosis sistémica progresiva, espondilitis anquilosante, síndrome de Sjögren, síndrome de Goodpasture, Vasculitis pulmonar en poliarteritis, granulomatosis de Wegener, síndrome de Churg-Strauss, vasculitis leucocitoclástica Sarcoidosis, amiloidosis, histiocitosis X
Otras enfermedades vasculares pulmonares	Enfermedad venooclusiva, atresia o estenosis pulmonar, malformaciones arteriovenosas difusas Enfermedades linfáticas pulmonares Tumores. Síndromes aspirativos.
Enfermedades digestivas	Hepatopatías (hepatitis crónica activa, cirrosis biliar primaria) Enfermedad de Crohn, colitis ulcerosa
Otras	Enfermedad injerto contra huésped postrasplante de médula ósea. Déficit de proteínas B y C del surfactante Enfermedades metabólicas Síndromes neurocutáneos (neurofibromatosis)

CMV, citomegalovirus; VIH, virus de la inmunodeficiencia humana.

(Salcedo Posadas, Janeth Signoret, Lopez Sanguos, & Rodríguez Cimadevilla, 2015, pág. 172)

Epidemiología

Existen pocos datos sobre la epidemiología de las enfermedades pulmonares intersticiales difusa y los datos existentes sobre prevalencia e incidencia con variables ya que la etiología es multifactorial.

Epidemiológicamente tiene una incidencia de 6,8 - 17,4 casos nuevos por cada 100 000 habitantes anualmente y en relación con la prevalencia en estos últimos años se ha observado un incremento, siendo la más frecuente la fibrosis pulmonar idiopática.

En estudios recientes realizados en Estados Unidos se informa una cifra de 14 - 42,7 por cada 100 000 habitantes según el uso de criterios diagnósticos estrictos o más amplios. Son más frecuentes en el sexo femenino, entre ellas las asociadas a enfermedades del colágeno. En Ecuador no se registran estadísticas con respecto a las manifestaciones de la Fibrosis Pulmonar Intersticial (FPI). Su patogenia se desconoce, aunque probablemente es debido al efecto de diversos factores, tales como predisposición genética, ambientales (tabaquismo, exposición al polvo de metales como sílice y plomo), actividades laborales relacionadas con la ganadería y la agricultura, así como antecedentes familiares. (3) (Remon Ramirez , Uvidia Cepeda , & Castro Hayes, 2016, pág. 2)

Clasificación de las Enfermedades Pulmonares intersticiales Difusas
Según el consenso de la American Thoracic Society (ATS) y la European Respiratory Society (ERS) se distinguen tres grupos de Enfermedades pulmonares intersticiales difusas (EPID).

Se propone una clasificación general de EPID (reseñada en la tabla 2) donde se hace hincapié en las neumonías intersticiales idiopáticas (NIIs), ya que en general son las más frecuentes y a este grupo pertenece la fibrosis pulmonar idiopática (FPI), la más agresiva de las enfermedades fibrosantes del pulmón (tabla 3). Esta entidad representa, en algunos sitios, hasta el 50 a 60% de las causas de neumonías intersticiales idiopáticas. A partir del año 2000, con la publicación del consenso de la ATS/ERS, se establecieron criterios para su diagnóstico, evolución y tratamiento reseñados en la tabla 4. (Selman & Undurraga, 2015, pág. 4)

Tabla 2 Clasificación de la EPID

(Selman & Undurraga, 2015, pág. 4)

Tabla 3 Frecuencia De Neumonías Intersticiales Idiopáticas

Frecuencia reportada de NIIs, clasificadas como comunes

Fibrosis pulmonar idiopática	47-64%
Neumonía intersticial no específica	14-36%
Neumonía intersticial descamativa	10-17%
Bronquiolitis Respiratoria – Enfermedad Pulmonar Intersticial	10-17%
Neumonía organizada criptogénica	4-12%
Neumonía intersticial aguda	< 2%
Neumonía intersticial linfoidea	< 2%

Traducido de Proc Am Thorac Soc 2006. 3 285–292
(Selman & Undurraga, 2015, pág. 4)

Tabla 4 Criterios Diagnósticos EPID

Criterios diagnósticos ATS/ERS/JRS/ALAT

1	Exclusión de otras causas conocidas de enfermedad intersticial difusa (por ejemplo exposiciones ambientales domésticas u ocupacionales, enfermedades del tejido conjuntivo y toxicidad a fármacos)
2	Patrón de NIU en la tomografía computarizada de alta resolución (TCAR), en pacientes a quienes no se haya realizado biopsia pulmonar
3	Combinación de características específicas de neumonía intersticial usual en TCAR y biopsia pulmonar

Traducido de Am J Respir Crit Care Med 2011,183 788-824
(Selman & Undurraga, 2015, pág. 5)

Patogenia

Al momento aún no hay claridad sobre muchos aspectos de la patogénesis de la enfermedad pulmonar intersticial difusa las teorías aceptadas nos dicen que como consecuencia de la acción de un agente causal (conocido o desconocido) se produce lesiones del epitelio alveolar activando células inflamatorias en si se ha propuesto que hay una interacción entre la inmunidad innata y la adquirida que genera inflamación y fibrosis.

El daño endotelial y epitelial recurrente promueve el reclutamiento de macrófagos y linfocitos, lo que resulta en la producción de mediadores profibróticos incluyendo el factor de crecimiento transformante β1, el factor de crecimiento del tejido conectivo y el factor de crecimiento derivado de las plaquetas, que llevan a la activación, proliferación y supervivencia de fibroblastos, y a la diferenciación al fenotipo de miofibroblastos contráctiles, con la consecuencia de sobreproducción y acumulación de la matriz extracelular. (Alvarez Barreneche , Velasquez Franco, & Mesa Navas , 2017, pág. 278)

Manifestación Clínica
Por la gran variedad de enfermedades respiratorias que tienen sintomatología similar tanto clínica como radiológica se deberá tener muy en cuenta ciertos síntomas pulmonares (tos, disnea, estertores crepitantes) y extra pulmonares (uveítis, artritis, acropaquias) que son característicos de las EPID.

En general, la presentación más frecuente de una Enfermedad Pulmonar Intersticial Difusa (EPID) estará dada por la presencia de tos, predominantemente no productiva y aparición de disnea que puede tener grados variables de progresión en el tiempo, dependiendo de la causa de la enfermedad. Estos síntomas pueden estar acompañados de manifestaciones extrapulmonares como por ejemplo artralgias, debilidad muscular o lesiones cutáneas, lo cual puede orientar a un diagnóstico reumatológico. Se desglosa de lo anterior que una buena anamnesis clínica es fundamental para establecer directrices diagnósticas, de esta forma podremos precisar el tiempo de evolución de la enfermedad, sus síntomas principales, exposiciones ambientales o laborales, tabaquismo, uso de fármacos u otras drogas y antecedentes familiares de EPID. (Jalilie, 2015)

La exploración física es de vital importancia en la evaluación de pacientes con Enfermedad pulmonar intersticial difusa(EPID). En la simple inspección del enfermo podremos encontrar acropaquia o dedos en palillos de tambor, acusado por ejemplo por una EPID crónica como la fibrosis pulmonar idiopática; sin embargo, también se puede ver este hallazgo semiológico en el cáncer pulmonar o patología cardiovascular.

La presencia de lesiones cutáneas como eritema multiforme o lesiones tipo vasculitis también pueden ser manifestaciones de una EPD en el contexto de mesenquimopatías o sarcoidosis.

La arista reumatológica no se puede dejar de lado por lo que la exploración musculoesquelética y articular nunca debe faltar dada la potente asociación de mesenquimopatía y EPID. Con mucha frecuencia, a nivel pulmonar en la auscultación encontraremos crepitaciones de predominio basal. En algunos casos, como la neumonitis por hipersensibilidad, además auscultaremos sibilancias. (Jalilie, 2015, pág. 286)

Diagnóstico de Enfermedad Pulmonar Intersticial Difusa
Antecedentes Personales
Con una buena historia clínica y una adecuada exploración física puede orientar el diagnóstico en 1/3 de las Enfermedades pulmonares intersticiales difusas (EPID). La historia clínica debe ser detallada, al objeto de identificar posibles factores de riesgo, tanto pasados como actuales.

- Edad y sexo. Entre los 20 y los 40 años son más frecuentes la sarcoidosis, la granulomatosis de células de Langerhans, las EPID asociadas con enfermedades del colágeno, la linfangioleiomiomatosis y la neumonía intersticial no especificada idiopática son más frecuentes en el sexo femenino. La fibrosis pulmonar idiopática suele diagnosticarse en individuos mayores de 50 años de edad.
- Antecedentes familiares. Hasta el 5% de los pacientes con fibrosis pulmonar idiopática puede tener algún otro miembro de la familia afectado (fibrosis pulmonar familiar). La microlitiasis alveolar, la neurofibromatosis múltiple y la sarcoidosis también son entidades clínicas con una historia hereditaria y están asociadas a una enfermedad pulmonar intersticial difusa (EPID).
- Consumo de tabaco. Pacientes que tienen APP de fumadores crónicos pueden presentar enfermedades como la neumonía intersticial descamativa, la bronquiolitis respiratoria asociada con una EPID, las granulomatosis de células de Langerhansn y la fibrosis pulmonar idiopática.
- Historia ocupacional y ambiental. La exposición a agentes orgánicos (polvo de granos, excremento de aves) puede ser causa de una neumonitis por hipersensibilidad y la exposición a polvos inorgánicos (harina de sílice, fibras de asbesto) de una neumoconiosis.
- La anamnesis laboral debe ser extensa e incluir las actividades laborales y, respecto a ellas, en especial, la fecha y la duración en las que tuvo lugar la exposición.

- Fármacos. Los fármacos que se utilizan para las enfermedades cancerosas (quimioterapia) como para el corazón (propanolol), algunos antibióticos (nitrofurantoina) e antiinflamatorios (rituximab) son causantes frecuentes de una enfermedad pulmonar intersticial difusa (EPID). Deben anotarse todos los medicamentos que toma o ha tomado el paciente, así como la dosis y la duración del tratamiento.
- Radioterapia. La radioterapia torácica puede ser causa de una Enfermedad pulmonar intersticial pulmonar (EPID).
- Enfermedades sistémicas. Debe indagarse sobre los síntomas y signos de las enfermedades sistémicas (colagenosis, sarcoidosis) que pueden asociarse con una EPID. En algunos casos, la enfermedad pulmonar intersticial difusa (EPID) puede preceder en años a las manifestaciones extrapulmonares de las enfermedades del colágeno. (Xaubet Mir & Hernandez Gonzalez , 2017, pág. 227).

Prueba de Funcionalidad Espirometría
Para esta prueba, tienes que exhalar de forma rápida y enérgica a través de un tubo conectado a una máquina que mide cuánto aire pueden retener los pulmones y la rapidez con la que eliminas el aire de los pulmones. También mide con qué facilidad puede moverse el oxígeno desde los pulmones hacia el torrente sanguíneo.

La espirometría basal y post broncodilatador como prueba básica, mostrará un patrón determinado según la etiología de la enfermedad pulmonar intersticial difusa. Es muy frecuente encontrar en las EPID asociadas a fibrosis, un patrón espirométrico restrictivo, pudiendo ser normal en estadios iniciales. En otros casos como la neumonitis por hipersensibilidad podremos encontrar un patrón espirométrico obstructivo inicial que según la evolución a cronicidad podría cambiar a restrictivo. (Jalilie, 2015, p. 289).

Difusión de Monóxido de Carbono
La otra prueba funcional de gran utilidad es la capacidad de difusión del monóxido de carbono es la técnica que mide la capacidad del aparato respiratorio para realizar el intercambio gaseoso y así diagnosticar la disfunción de la unidad alvéolo-capilar.La afección de la membrana en muchas enfermedades pulmonares intersticiales difusas, hace que esta prueba muestre la disminución de la capacidad de difusión del monóxido de carbono

en forma puntual y también en el seguimiento.

Dado que la funcionalidad pulmonar involucra el ejercicio físico, una prueba que otorga excelente información es el test de caminata de seis minutos o test de marcha. Podremos investigar tolerancia al ejercicio expresado en escala de disnea, metros caminados durante la prueba y saturación de oxígeno inicial y durante la marcha. Este test de gran importancia en el estudio de las enfermedades pulmonares intersticiales difusas también se debe solicitar como forma de evaluar la evolución de las enfermedades pulmonares. (Jalilie, 2015, pág. 289)

Laboratorio
El estudio general presta utilidad para determinar la condición actual del paciente y descartar otras patologías (función renal, hepática, hematológica). Es una herramienta de gran ayuda en el estudio de enfermedades pulmonares intersticiales agudas.

El laboratorio debiera incluir, pruebas hematológicas como hemograma, velocidad de sedimentación, perfil bioquímico y pruebas reumatológicas como anticuerpos antinucleares, factor reumatoideo y otras específicas en caso de sospecha de mesenquimopatía. Ante la sospecha de una neumonitis por hipersensibilidad también es muy útil solicitar precipitinas específicas para aves como catas o paloma y cuando el antecedente lo amerite, pecipitinas para hongos, como Aspergillus. (Jalilie, 2015)

Radiología
La radiografía de tórax convencional sigue siendo el examen inicial básico en la sospecha diagnóstica de las enfermedades pulmonares intersticiales difusas (EPID). Los patrones radiológicos de la EPID son: reticular (el más frecuente), nodular, reticulonodular, vidrio esmerilado, y pulmón en panal de abeja.

La imagen radiológica dará la definición del compromiso difuso caracterizado por extensión de varios lóbulos, segmentos o pulmón completo ya sea en forma uni o bilateral. Al mismo tiempo podremos evaluar en forma indirecta tamaño de los pulmones, predominio espacial del compromiso, presencia de neumotórax o derrame pleural, así como también tamaño de la silueta cardiaca asociado a elementos radiológicos de congestión pulmonar. (Jalilie, 2015, pág. 287)

TAC de Tórax
La técnica más útil en el diagnóstico de la enfermedad pulmonar intersticial difusa (EPID) es la tomografía computarizada de tórax. Es más sensible que la radiografía de tórax y permite la detección de la enfermedad en pacientes con radiografía de tórax normal.

La TAC definirá la presencia más detallada de alteraciones intersticiales, compromiso alveolar, vía aérea o alteraciones vasculares y también exploración del mediastino. Las imágenes tomográficas de pulmón pueden establecer patrones radiológicos que orientan a un determinado grupo de enfermedades que lo poseen. La técnica tomográfica está dada por imágenes de alta resolución. (Jalilie, 2015, pág. 287)

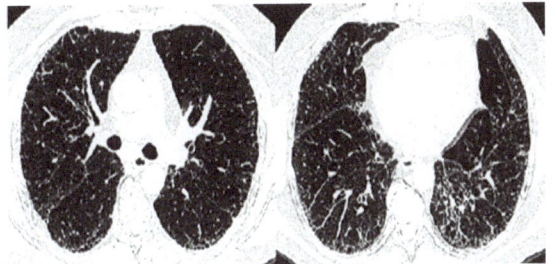

Ilustración 1
NEUMONIA INTERSTICIAL IDIOPATICA (Selman & Undurraga, 2015)

Fibrobroncoscopia: Lavado Bronquioalveolar y Biopsia Transbronquial
La broncoscopia como método diagnóstico es otra herramienta de utilidad en la evaluación de la etiología de las enfermedades pulmonares intersticiales difusas (EPID), especialmente cuando se sospecha proteinosis alveolar, exposición a polvos inorgánicos, enfermedad neoplásica, histiocitosis, hemorragia alveolar y en pacientes con sarcoidosis en ausencia de biopsia.

A través de ella podemos estudiar el parénquima pulmonar mediante el lavado bronquioalveolar o tomando muestras directas mediante la biopsia transbronquial. Podremos estudiar el recuento celular, donde tendremos el valor de recuento celular total y el porcentaje diferencial de macrófagos, linfocitos, neutrófilos y eosinófilos.

Otro método diagnóstico que se puede lograr a través de la broncoscopia es la biopsia transbronquial. Sin embargo la limitación del tamaño de tejido que se puede obtener mediante una pequeña pinza puede limitar el número de diagnósticos de enfermedad pulmonar intersticial difusa. Aquellas afecciones pulmonares como neumonía organizativa, sarcoidosis, neumonía eosinofílica, linfangitis carcinomatosa o infecciones pulmonares bacterianas o por hongos, pueden ser confirmadas por la biopsia transbronquial. (Jalilie, 2015, pág. 289)

Tratamiento de las Enfermedades Pulmonares Intersticiales Difusas
La cicatrización pulmonar que ocurre en la enfermedad pulmonar intersticial difusa no puede revertirse, y el tratamiento no siempre es efectivo para detener la evolución final de la enfermedad. Algunos tratamientos pueden mejorar temporalmente los síntomas o retrasar el avance de la enfermedad. Otros, pueden mejorar la calidad de vida. Es importante un adecuado soporte que incluya la administración de oxígeno para corrección de la hipoxemia crónica, evitar el consumo de tabaco y otros irritantes, apoyo nutricional, ejercicio controlado, broncodilatadores (uso selectivo), vacunación asociado a la vacuna anual de la influenza.

Los objetivos del tratamiento consisten en evitar la exposición al agente causal, suprimir el componente inflamatorio de la enfermedad (alveolitis) y tratar las complicaciones.Los fármacos más utilizados para controlar la inflamación y el daño posterior son los glucocorticoides y los inmunosupresores. Antes de iniciar un tratamiento se debe considerar la progresión de la enfermedad y la previsible evolución sin tratamiento, así como las comorbilidades, que deben ser monitorizadas estrechamente. Las indicaciones y la duración del tratamiento varían según el tipo de EPID. En la Tabla 4 se detallan los diferentes tratamientos con la definición de sus características, así como los tratamientos específicos en las enfermedades tratables, se hace referencia a las indicaciones del trasplante y las nuevas modalidades terapéuticas.

Unos pocos casos no requieren tratamiento y revierten espontáneamente.(2) (Salcedo Posadas, Janeth Signoret, Lopez Sanguos , & Rodriguez Cimadevilla, 2015, pág. 174).

Tabla 5 Tratamientos de las Enfermedades Intersticiales Difusas

Corticoides	• Primer escalón • Prednisona oral 1-2 mg/kg/día (4-6 semanas o hasta respuesta satisfactoria).¹·³ • Metilprednisolona IV en dosis de 10 mg/kg/día con un máximo de 1 g durante 3 días consecutivos al mes (6 ciclos).³·⁸ • Se estima que el 40% al 65% de los pacientes tendrán respuesta a la corticoterapia, con una evolución favorable.⁴ • Terapia con pulsos de esteroides, tiene menos efectos colaterales; preferida en niños con enfermedad significativa.
Hidroxicloroquina	• Alternativa a los esteroides, dosis recomendada de 6-10 mg/kg/día, es útil incluso en algunos casos en los que se ha demostrado resistencia a los esteroides.³
Inmunosupresores	• Reservar los inmunosupresores si hay fracaso terapéutico con corticoides e hidroxicloroquina, o cuando la etiología tiene origen autoinmunitario.³ • Los agentes más utilizados son ciclofosfamida, azatioprina, metotrexato, ciclosporina o inmunoglobulinas en altas dosis.
Trasplante pulmonar	• Última opción terapéutica para las enfermedades pulmonares infiltrativas difusas que progresan a fibrosis y causan insuficiencia respiratoria. • Considerado en ocasiones como primera opción en el tratamiento de enfermedades pulmonares intersticiales asociadas con mutaciones en las proteínas del surfactante B y ABCA.
Nuevas terapias	• Macrólidos, por sus efectos antiinflamatorios e inmunomoduladores,¹ que han demostrado su beneficio en algunas enfermedades pulmonares crónicas como la fibrosis quística.³ • Etanercept (antagonista TNF-α) y antagonistas de TGF-ß (pirfenidona y decorin): su uso no ha sido aclarado en la población pediátrica.³ • La tendencia en los próximos años es encontrar moléculas dirigidas a favorecer la regeneración y reparación de la superficie alveolar a través de la activación y proliferación de células progenitoras.
Tratamientos específicos	• Evitación de los desencadenantes en neumonitis por hipersensibilidad. • Ganciclovir durante 14-21 días en infección por CMV y VEB. • LBA terapéutico seriado y GM-CSF en la proteinosis alveolar asociada con déficit de proteína B del surfactante. • En la linfangioleiomatosis se requiere drenaje del quilotórax, alimentación con ácidos grasos de cadena media y, a veces, ciclofosfamida y etopósido. • Interferón α para la hemangiomatosis pulmonar.

(Salcedo Posadas, Janeth Signoret, Lopez Sanguos , & Rodriguez Cimadevilla, 2015, p. 173)

Con respecto a la terapia farmacológica y modificadora de la enfermedad hay varias alternativas, entre ellas hablaremos de las siguientes:
- Inmunosupresores: ciclofosfamida, micofenolato mofetil, azatioprina.
- Trasplante de médula ósea.
- Trasplante pulmonar.

Ciclofosfamida: es la terapia más evaluada en ensayos con asignación aleatoria y que ha demostrado eficacia; el estudio más importante es el SLS publicado en 2006, que fue multicéntrico, doble ciego, controlado con placebo; incluyó 158 pacientes y el desenlace primario fue la mejoría de la capacidad vital forzada (CVF) administrando ciclofosfamida oral a la dosis de 2 mg/kg/día por un año. El promedio de la diferencia absoluta a los 12 meses fue 2,53 %, con un intervalo de confianza del 95 % que atravesaba la unidad (0,28-4,79); a pesar de esto, cuando se compararon los pacientes que mejoraron con ciclofosfamida con los que recibieron placebo, se encontró una diferencia estadística y clínicamente significativa (49,3 % versus 26,4).No obstante, este resultado es transitorio, como se demostró en la extensión de dicho estudio en la cual se encontró que si bien el beneficio se prolongaba hasta 18 meses, la CVF se igualaba a los 2 años, lo que recalca la importancia de continuar la inmunosupresión una vez terminada la fase inicial con ciclofosfamida. (Alvarez Barreneche , Velasquez Franco, & Mesa Navas , 2017, pág. 281).

Micofenolato mofetil y sódico: con este medicamento hay múltiples estudios sin asignación aleatoria, en su mayoría retrospectivos o de casos y controles, con resultados contradictorios. Aunque en términos generales la evidencia está a favor de usarlo, en muchas ocasiones este medicamento se administró combinado con otros inmunosupresoras lo que impide establecer el beneficio aislado del micofenolato.

El SLS II comparó el micofenolato 1,5 gramos dos veces al día por dos años con la ciclofosfamida oral 2 mg/kg/día por un año y luego continuación con placebo. Si bien solo se cuenta con resultados parciales, estos muestran que ambos medicamentos tienen igual efectividad, pero con una tasa de abandonos y efectos adversos mayor en los pacientes tratados con ciclofosfamida. (Alvarez Barreneche , Velasquez Franco, & Mesa Navas , 2017, pág. 282)

Azatioprina: son pocos los estudios para destacar. Nadashkevich y colaboradores hicieron un estudio con 30 pacientes seguidos por 18 meses, con dosis de azatioprina de 2,5 mg/kg/día por 12 meses y luego mantenimiento con 2 mg/kg/día, comparada con ciclofosfamida oral 2 mg/kg/día por 12 meses y mantenimiento a la dosis de 1 mg/kg/día.

Encontraron que la azatioprina era inferior tanto para preservar la capacidad vital forzada (CVF) como la difusión de monóxido de carbono que para el tratamiento inmunosupresor inicial. (Alvarez Barreneche, Velasquez Franco, & Mesa Navas , 2017, pág. 282)

Nuevos Tratamientos
Se necesitan estudios a gran escala de las causas genéticas de las enfermedades pulmonares intersticiales difusas para mejorar la prevención y el tratamiento, además de investigación para la previsión, detección precoz y terapia de las enfermedades pulmonares inducidas por medicamentos, al momento se están utilizando otros tratamientos fuera de los convencionales con resultados positivos en su mayoría, pero con las dificultades de tener poco tiempo de seguimiento y tamaño pequeño de la muestra.

Entre ellos está el rituximab que ha demostrado eficacia en varios estudios; cabe resaltar, aunque sólo fueron nueve pacientes, un trabajo de la cohorte EUSTAR con una buena respuesta en los individuos con esclerosis sistémica(ES) y específicamente en pulmón. (Alvarez Barreneche , Velasquez Franco, & Mesa Navas , 2017, pág. 283).

El trasplante de médula ósea es otra opción están informados los resultados de dos estudios de pacientes con enfermedad pulmonar intersticial: el ASSIST fue el primero, con 19 pacientes seguidos por dos años; se comparó con ciclofosfamida 1 gramo/ m endovenoso mensual por seis meses y se encontró que tenían mejor capacidad vital forzada (CVF) los trasplantados; sin embargo, a los dos años, esta venía en descenso, por lo que se ha puesto en duda el efecto a largo plazo. Finalmente, el trasplante pulmonar uni o bilateral, que para muchos autores es prohibitivo, dada la concomitancia de la enfermedad pulmonar intersticial con reflujo gastroesofágico, lo que aumenta el riesgo de aspiración, bronquiolitis obliterante y con ello el rechazo del trasplante. (Alvarez Barreneche , Velasquez Franco, & Mesa Navas , 2017, pág. 283).

Bibliografía

1. Arce Rodríguez, E., Castro Madrigal, A., Penon Portman, M., Ramirez Cisneros, B., & Vasrgas Soto, I. (2015). *Las enfermedades pulmonares intersticiales difusas.* Medicina Legal de Costa Rica - Edición Virtual, 1-3.
2. Alvarez Barreneche, m., Velasquez Franco, C., & Mesa Navas, M. (2017). *Enfermedad pulmonar intersticial en pacientes con esclerosis sistémica.* revistaiatreia, 278.
3. Jalilie, A. (2015). *APROXIMACIÓN DIAGNÓSTICA A LAS ENFERMEDADES PULMONARES DIFUSAS.* [REV. MED. CLIN. CONDES, 286.
4. Remon Ramirez, L., Uvidia Cepeda, G., & Castro Hayes, O. (2016). *Fibrosis pulmonar idiopática en un ecuatoriano adulto de la provincia de Riobamba.* MEDISAN, 2.
5. Salcedo Posadas, A., Janeth Signoret, S., Lopez Sanguos, C., & Rodriguez Cimadevilla, J. (2015). *Protocolo de actuación en las enfermedades pulmonares intersticales en la Infancia.* Salud(i)Ciencia, 172.
6. Selman, M., & Undurraga, A. (2015). *Recomendaciones para el diagnóstico y tratamiento de fibrosis pulmonar idiopatica.* Asociación Latinoamericana de Torax, 4.
7. Xaubet Mir, A., & Hernandez Gonzalez, F. (2017). *Enfermedades pulmonares intersticiales difusas.* España: Elsevier.

CAPÍTULO 8

BRONQUITIS AGUDA
Dra. Doris Gabriela Rea Castro

Bronquitis Aguda

Inflamación aguda de la tráquea, bronquios y bronquiolos con presencia de tos constante de comienzo agudo o subagudo, con o sin producción de esputo, dura aproximadamente una a tres semanas y a veces, se puede acompañar de ciertos síntomas como rinorrea, dolor faríngeo y fiebre que se presentan en una persona, por lo general sana, se excluye el diagnóstico de neumonía (Brodzinski H, et al, 2009).

La purulencia del esputo no indica tratamiento antibiótico en un paciente previamente sano sin signos torácicos focales a la exploración. La actitud expectante y la prescripción diferida son buenas opciones para limitar la utilización inadecuada de antimicrobianos en esta situación. La causa de la bronquitis aguda puede ser tanto de origen infeccioso como no infeccioso (contaminantes aéreos, tóxicos etc.) que desencadena un cambio epitelial que origina una respuesta inflamatoria en la vía aérea con hiperreactividad bronquial y también aumento en la producción de moco (Miron D, et al, 2010).

En niños, la bronquitis aguda es producida habitualmente por causa infecciosa. Los síntomas son tos productiva y en ocasiones dolor retroesternal con respiraciones profundas y tos. El curso clínico es generalmente autolimitado, con recuperación completa a los 10-14 días del inicio de los síntomas. Los agentes infecciosos causantes de bronquitis aguda son en 90% virus (adenovirus, virus de la gripe, parainfluenza, VRS, rinovirus, bocavirus, coxackie, herpes simple). En un 10% se trata de infecciones bacterianas (Streptococcus pneumoniae, Haemophilus influenzae, Moraxella catarrhalis, Mycoplasma pneumoniae, Chlamydia pneumoniae). Es importante saber que las bronquitis agudas bacterianas son excepcionales fuera de los pacientes fumadores, pacientes con fibrosis quística o inmunodeprimidos (Albert RH et al. 2010). En pocas ocasiones puede producirse por otros agentes infecciosos (hongos) o por agentes no infecciosos (alergias, aspiraciones o reflujo gastroesofágico)

El síntoma más común de la bronquitis aguda es la tos aguda, al principio seca y, después, productiva, la cual empeora por la noche. La tos puede persistir varias semanas. No suele requerir el uso de antibióticos. Realizar una valoración de la historia clínica y un examen físico, luego de esto un diagnóstico diferencial es importante (Irwin RS et al. 2018). Si la historia y los hallazgos clínicos son compatibles con bronquitis aguda, no se recomienda la realización de radiografía, ni analíticas, ni la determinación de PCR ya que los hallazgos no tienen consecuencias para el tratamiento. Cuando no es posible llegar a un diagnóstico clínico, la realización de un test rápido de determinación de la Proteína C Reactiva (PCR) podría resolver situaciones de duda.

Diagnóstico:
- Como característica principal está la aparición aguda de tos, que puede ser seca o productiva y puede persistir durante 3 semanas o más (Holzinger F et al. 2014).
- La tos es predominante a los síntomas de infección de las vías respiratorias superiores (p. Ej., Dolor de garganta, rinitis), que pueden acompañar a la tos.
- La frecuencia, el malestar y la duración de la tos, así como la interrupción del sueño, pueden ser muy molestos; La duración prolongada y el impacto en la calidad de vida son razones comunes por las cuales los pacientes buscan atención médica.
- Los vómitos pueden ser inducidos por paroxismos prolongados de la tos (es decir, vómitos postusivos) o por ingestión de esputo (National Institute for Health and Care Excellence [NICE], 2008).
- Los paroxismos prolongados, un "grito" posttussive y el vómito posttussive sugieren tos ferina.
- La fiebre es poco común; cuando está presente, muchas veces es de bajo grado (excepto en algunos casos de influenza).
- Los síntomas constitucionales (p. Ej., Fatiga, malestar, mialgias) están ausentes o son leves, excepto cuando la bronquitis se debe a la gripe.
- Un profundo malestar y mialgias en asociación con tos, rinitis y dolor de garganta sugieren influenza.
- La presencia de las llamadas banderas rojas sugiere una condición diferente a la bronquitis aguda; Estos incluyen los siguientes:
- Síntomas sistémicos como fiebre, pérdida de peso o aumento de peso asociado con edema periférico.
- Fumador mayor de 45 años con tos nueva, cambio de tos o alteración de la voz.
- Fumador anterior (en los últimos 15 años) o actual de 55 a 80 años con un historial de tabaquismo de 30 años.
- Disnea u ortopnea prominentes.
- Hemoptisis.

- Ronquera.
- Disfagia.
- Vómitos.
- Antecedentes de neumonía recurrente.

Examen físico
- Los pacientes pueden verse levemente mal o normales.
- La tos puede ser obvia al tomar el historial del paciente y realizar un examen físico.
- Se pueden escuchar sibilancias y / o roncus en la auscultación.
- No hay signos de neumonía (p. Ej., matidez de percusión, fremitus, egofonía, estertores) (NICE, 2008).

Tratamiento
La tos, síntoma más común que lleva a los pacientes al consultorio del médico en atención primaria, y la bronquitis aguda suele ser el diagnóstico en estos pacientes. La bronquitis aguda debe diferenciarse de otros diagnósticos comunes, como neumonía y asma, porque estas afecciones pueden necesitar terapias específicas no indicadas para bronquitis. Los síntomas de la bronquitis suelen durar unas tres semanas. La presencia o ausencia de esputo coloreado (p. Ej., Verde) no diferencia de manera confiable entre las infecciones bacterianas y virales del tracto respiratorio inferior. Los antibióticos no están indicados para la bronquitis, solo si se sospecha de tos ferina reduciendo asi la transmisión, o en pacientes con mayor riesgo de desarrollar neumonía (p. Ej., pacientes mayores de 65 años).

Las terapias típicas para controlar los síntomas de la bronquitis aguda han demostrado ser ineficaces, y la Administración de Alimentos y Medicamentos de Estados Unidos (FDA). Recomienda no usar preparaciones para la tos y el resfriado en niños menores de seis años. El suplemento pelargonium puede ayudar a reducir la gravedad de los síntomas en adultos. Como las expectativas de los pacientes con respecto a los antibióticos y las terapias para el manejo de los síntomas difieren de las recomendaciones basadas en la evidencia, se necesitan estrategias de comunicación efectivas para proporcionar las terapias más seguras disponibles mientras se mantiene la satisfacción de los pacientes.

Abordaje farmacológico de la bronquitis aguda: Si no hay signos de alarma o comorbilidades, no están indicados los antibióticos ni en presencia de esputo purulento. La purulencia forma parte de la historia natural de la bronquitis y su presencia no implica sobreinfección bacteriana en aquellos pacientes sin enfermedad pulmonar crónica (Woodhead M et al. 2011).

Se indica tratamiento sintomático: paracetamol (650 mg) o antiinflamatorios no esteroideos (ibuprofeno, 400 mg cada 8 horas).

No está indicado el uso de:
- Mucolíticos ya que no han mostrado beneficios.
- Antitusígenos, aunque éstos últimos podrían mejorar el descanso nocturno
- Sprays o gotas nasales descongestionantes ya que aunque mejoran los síntomas a corto plazo, no mantienen la eficacia tras 7 días de tratamiento y además pueden producir rinitis atrófica.
- Antihistamínicos, broncodilatadores y corticoides inhalados.
- Existe evidencia inconsistente sobre la eficacia de:
- Enjuagues nasales/pulverizaciones con soluciones salinas o inhalación de vapor.
- Consumo regular de zinc. Además de sus efectos adversos, no se ha establecido su dosis y duración de tratamiento óptimas - El consumo crónico de vitamina C no tiene efecto en la frecuencia de bronquitis aguda (Brotons B, et al. 1994).
- Signos de alarma de infección grave: disnea, taquipnea, dolor torácico, hemoptisis, un empeoramiento del estado general muy severo, cambios en signos vitales (fiebre alta, taquicardia, hipotensión arterial) en pacientes con enfermedad crónica de base (EPOC, insuficiencia cardiaca, diabetes insulino-dependiente, inmunodeprimidos, etc.) La justificación del uso de antibióticos en estos pacientes sería la de evitar la posible evolución a neumonía. Deben sopesarse los posibles beneficios del uso de los antibióticos ya que estos deben ser superiores a los efectos adversos y compensar el aumento del riesgo de resistencias bacterianas. Si estuvieran contraindicados los macrólidos, otra opción serían las fluorquinolonas: levofloxacino oral, 500 mg cada 24 horas, 5 días (Sobradillo V, et al. 1999).

Según el Protocolo de Vigilancia y Alerta de Tos Ferina de la Red Nacional de Vigilancia Epidemiológica se considera:
Criterios con sospecha de infección por B. pertussis: persona que presenta tos durante, al menos, dos semanas con uno de estos tres criterios clínicos: Tos paroxística, estridor inspiratorio y vómito inducido por la tos.

- Caso probable: persona que cumple estos criterios clínicos y tiene vínculo epidemiológico con un caso confirmado (Sobradillo V, et al. 1999).
- Caso confirmado: persona que cumple los criterios clínicos y de laboratorio (aislamiento de B. pertussis en una muestra clínica, detección del ácido nucléico en muestra clínica, respuesta de anticuerpos específicos de B. pertussis).

Se revisará el estado de vacunación de los casos y, una vez que se haya recuperado clínicamente, se actualizará la vacunación según calendario vigente. La vacunación no tiene efecto en el curso de la enfermedad. Según pautas oficiales de vacunación contra la tos ferina, se recomienda vacunación contra B. pertussis a todas las mujeres embarazadas entre las semanas 28 y 32 semanas de gestación (Marco L. et al. 1998).

Notas De Seguridad
Macrólidos: La Agencia Americana del Medicamento (FDA) (Comunicado de Seguridad, 12 de marzo de 2013) advierte que azitromicina puede ocasionar irregularidades en el ritmo cardíaco potencialmente fatales. Los macrólidos se deben usar con precaución en los siguientes pacientes: aquellos con factores de riesgo conocidos como prolongación del intervalo QT, niveles sanguíneos bajos de potasio o magnesio, un ritmo cardiaco más lento de lo normal o el uso concomitante de ciertos medicamentos utilizados para tratar las alteraciones en el ritmo cardiaco o arritmias (Miravitlles M. et al. 1999).

Trimetoprim-sulfametoxazol. Se debe evitar el uso de trimetoprim-sulfametoxazol en pacientes en tratamiento con fármacos que inhiben el sistema renina angiotensina (IECA y ARA II) por su asociación con un incremento de hospitalización por hiperpotasemia y un aumento del riesgo de muerte súbita en los primeros 7 días tras el tratamiento. Esta asociación también ha encontrado el uso concomitante de trimetoprim-sulfametoxazol y espironolactona (Hodkin J, 1994).

Criterios de Derivación: Criterios de gravedad: Obnubilación, taquipnea >35 respiraciones por minuto. Insuficiencia respiratoria atribuible a comorbilidad (ERS. Consensum Statment, 1995).

Bronquitis crónica
Se define como tos productiva de más de tres meses de evolución, en un periodo de dos años. Existe una asociación muy fuerte de su causa con el tabaquismo.

Hay muchas causas de Bronquitis Crónica, pero una de ellas, incluso la más importante, es como habíamos mencionado anteriormente, la exposición al cigarrillo, ya sea de forma activa o pasiva, además de irritantes inhalados como el smog, contaminantes industriales (polvo, amoniaco, dióxido de azufre) y químicos tóxicos, además, las exposiciones repetidas a infecciones pueden causar bronquitis crónica. Los virus predominantes que causan esta patología son influenza tipo A y B, entre los agentes bacterianos dominantes está el Staphylococcus, Streptococcus, y Mycoplasma pneumoniae.

Personas con antecedentes de asma, fibrosis quística o la bronquiectasia tienen mayor predisposición a desarrollar bronquitis crónica.

El reflujo gastroesofágico crónico es una causa bien documentada pero menos frecuente de bronquitis crónica (Mejza F, et al 2017).

Fisiopatología
La bronquitis crónica es causada por sobreproducción e hipersecreción de moco por las células caliciformes. Las células epiteliales recubren la respuesta de las vías respiratorias a estímulos infecciosos y tóxicos mediante liberación de mediadores inflamatorios como interleucina 8, el factor estimulante de colonias y otras citocinas proinflamatorias. Existe una liberación de las sustancias reguladoras como la enzima convertidora de angiotensina y endopeptidasa neutral. El epitelio alveolar es el que inicia el proceso inflamatorio en la bronquitis crónica.

Durante una exacerbación aguda de la bronquitis crónica, la membrana mucosa bronquial se vuelve hiperémica y edematosa, y presenta una función mucociliar bronquial disminuida. Esto conduce al impedimento del flujo de aire debido a la obstrucción luminal de las vías aéreas bajas.

Histopatología
Macroscópicamente, se evidencia gran cantidad de secreción mucinica, pus,

prominencia de fosas bronquiales que recubren el orificio de las glándulas mucosas bronquiales. Microscópicamente, entre los cambios tempranos, se observa hipersecreción de moco en las vías respiratorias con hipertrofia de las glándulas submucosas, tráquea y bronquios. Poco después, se puede observar un aumento en las células caliciformes de las vías respiratorias bajas, esto contribuye a la obstrucción de las vías respiratorias debido a la gran cantidad de moco. La pared bronquial de las glándulas submucosa y mucosa van aumentando de tamaño, Lo cual es medible por el índice de Reid, que es la relación entre el grosor de la capa de la glándula mucosa y el grosor de la pared entre el epitelio y el cartílago. El índice estándar de Reid es 0.4. En la bronquitis crónica, este aumenta. Esta patología también se asocia con un grado variable de displasia, metaplasia escamoso (Imran, et al. 2018).

Tratamiento

Los objetivos principales de la terapia son reducir la sobreproducción de moco, controlar la inflamación y disminuir la tos. (Ferré et al. 2012)
Los pilares de las intervenciones farmacológicas son los siguientes:

1. Broncodilatadores: agonistas de los receptores β-adrenérgicos de acción corta y larga, así como ayuda anticolinérgica al aumentar la luz de las vías respiratorias, aumentar la función ciliar y aumentar la hidratación mucosa.
2. Glucocorticoides: reducen la inflamación y la producción de moco. Los corticosteroides inhalados reducen la exacerbación y mejoran la calidad de vida. Sin embargo, se administra bajo supervisión médica y por períodos cortos de tiempo ya que el uso a largo plazo puede inducir osteoporosis, diabetes e hipertensión.
3. Terapia con antibióticos: no está indicado en el tratamiento de la bronquitis crónica, sin embargo, se ha demostrado que la terapia con macrólidos tiene propiedades antiinflamatorias y, por lo tanto, puede tener un papel en el tratamiento de la bronquitis crónica.
4. Inhibidores de la fosfodiesterasa-4: disminuyen la inflamación y promueven la relajación del músculo liso de las vías respiratorias al evitar la hidrólisis del monofosfato de adenosina cíclico, una sustancia cuando se degrada conduce a la liberación de mediadores inflamatorios (Song DJ, et al, 2018).

Entre las medidas no farmacológicas, esta el dejar de fumar, ya que mejora la función mucociliar y disminuye la hiperplasia de células caliciformes. También reduce las lesiones en las vías respiratorias, lo que da como resultado niveles más bajos de moco exfoliado en las células traqueobronquiales.

La rehabilitación pulmonar consiste en educación, modificación del estilo de vida, actividad física regular y evitar la exposición a contaminantes conocidos que se encuentren en el trabajo o en el entorno (Perotin JM, et al, 2018).

Las enfermedades pulmonares crónicas, fundamentalmente la bronquitis crónica (BC) y la enfermedad pulmonar obstructiva crónica (EPOC), son las principales causas de demanda asistencial en atención primaria. Tanto la Bronquitis Crónica como la EPOC pueden ver alterado su curso por crisis de empeoramiento de los síntomas respiratorios habituales: es lo que conocemos como las agudizaciones, la mayoría de ellas de causa infecciosa.

La bronquitis crónica integra el grupo de las afecciones pulmonares obstructivas crónicas (EPOC). Según estadísticas en América Latina, entre 1990 y 1992, los países con mayor número de defunciones por esta entidad fueron México (8 297), Argentina (1 897), Colombia (1 788), Ecuador (1 489) y Chile (1 318). En todos los países, el rango de edad donde se observó la mayor cantidad de defunciones, fue el de mayor que 75 años, predominando el sexo masculino excepto en el Salvador y Nicaragua (OPS. Estadísticas de Salud en las Américas, 1995).

El riesgo de hospitalización, se ha relacionado con un número elevado de agudizaciones previas, una función pulmonar más deteriorada, la no utilización de oxigenoterapia domiciliaria cuando estaba indicada y la comorbilidad cardíaca. Estos factores sólo explican una pequeña parte del riesgo, por lo que la parte más importante sea debida a las infecciones. Si logramos reducir la tasa de fracaso, el coste total de las agudizaciones disminuirá de forma importante. (Miravitlles M, 2002). Esto se puede lograr utilizando antibióticos con un precio de adquisición superior, si se demuestra que son más eficaces. Por este motivo, es importante elegir el antibiótico correcto, ya que puede permitir ahorrar recursos al mostrar mayor efectividad, reduciendo así el número de fracasos, mucho más costosos que el propio fármaco (García-Aymerich J, et al. 2001).

Neumología

Resumen y recomendaciones
- La bronquitis aguda es una afección clínica común caracterizada por tos, con o sin producción de esputo. Por lo general, es autolimitado y se resuelve en una o tres semanas. Por definición, los bronquitis pacientes con bronquitis aguda no tienen enfermedad pulmonar obstructiva crónica subyacente.
- La mayoría de los casos de aguda son causados por una infección con virus respiratorios, como rinovirus, coronavirus, virus de la gripe y virus sincitial respiratorio. Las bacterias son causas raras, que representan <10 por ciento de los casos. Las causas bacterianas más comunes son Bordetella pertussis, Mycoplasma pneumoniae y Chlamydia pneumoniae.
- Para la mayoría de los pacientes, el diagnóstico se puede hacer con base en el historial y el examen físico, y no se necesitan pruebas adicionales. (A)
- Las radiografías de tórax están indicadas cuando la bronquitis aguda no se puede distinguir clínicamente de la neumonía. Las indicaciones razonables para sospechar neumonía y obtener imágenes incluyen signos vitales anormales (pulso> 100 / minuto, frecuencia respiratoria> 24 respiraciones / minuto, temperatura> 38 ° C [100.4 ° F] o saturación de oxígeno <95 por ciento), signos de consolidación en examen pulmonar (estertores, egofonía o fremitus táctil) y cambios en el estado mental en pacientes> 75 años. (A)
- El tratamiento debe centrarse en la educación del paciente y la atención de apoyo. Es recomendable tener una discusión sobre el curso esperado de la enfermedad y el plan de tratamiento con todos los pacientes. Asegurar a los pacientes que la bronquitis aguda generalmente se resuelve sin una terapia específica puede ayudar a mejorar la satisfacción del paciente y reducir el uso inapropiado de antibióticos. (A)
- Para los pacientes con bronquitis aguda a quienes les molesta la tos, ofrecer opciones no farmacológicas para el alivio de la tos, como pastillas para la garganta, té caliente y / o dejar de fumar o evitar el humo de segunda mano, es un primer paso razonable. (A)
- Para los pacientes que desean medicamentos para el alivio de la tos, se sugiere medicamentos como dextrometorfato o guaifenesina en lugar de otros medicamentos. (C)

- Es importante reservarse el uso de beta-agonistas inhalados, como el albuterol para pacientes con sibilancias y enfermedad pulmonar subyacente. (B)
- Para pacientes con bronquitis aguda con diagnóstico clínico, se recomienda NO tratar con antibióticos empírico. La bronquitis aguda es una causa principal de uso excesivo de antibióticos; reducir el uso inadecuado de antibióticos para esta indicación es una prioridad mundial de la atención médica. (A)

Bibliografía

1. Brodzinski H, Ruddy RM. Review of new and newly discovered respiratory tract viruses in children. Pediatr Emerg Care. 2009; 25: 352-60; 361-3. 17.
2. Miron D, Srugo I, KraOz Z, Keness Y, Wolf D, Amirav I, et al. Sole pathogen in acute bronchiolitis: is there a role for other organisms apart from respiratory syncytial virus?. Pediatr Infect Dis J. 2010; 29: e7-e10.
3. Albert RH: diagnóstico y tratamiento de la bronquitis aguda. Soy un médico famoso. 82 (11): 1345-50, 2010
4. Irwin RS et al: Clasificación de la tos como síntoma en adultos y algoritmos de manejo: guía CHEST e informe del panel de expertos. Cofre. 153 (1): 196-209, 2018,
5. Holzinger F et al. The diagnosis and treatment of acute cough in adults. Dtsch Arztebl Int. 2014; 111:356-63
6. National Institute for Health and Care Excellence (NICE). Respiratory tract infections. Antibiotic prescribing. Prescribing of antibiotics for self-limiting respiratory tract infections in adults and children in primary care. NICE clinical guideline 69. July 2008. Disponible en URL: www.nice.org.uk/CG069
7. Woodhead M et al. Guidelines for the management of adult lower respiratory tract infections. Clin Microbiol Infect. 2011;17 Suppl 6:E1-59.
8. .Brotons B, Pérez JA, Sánchez-Toril F, Soriano S, Hernández J, Belenguer JL. Prevalencia de la enfermedad pulmonar obstructiva crónica y del asma. Estudio transversal. A. 1994.
9. Sobradillo V, Miravitlles M, Jiménez CA, Gabriel R, Viejo JL, Masa JF et al. Estudio IBERPOC en España: prevalencia de síntomas respiratorios habituales y de limitación crónica al flujo aéreo. Arch Bronconeumol 1999; 35: 159-166. .
10. Marco L, Martín JC, Corres M, Luque R, Zubillaga G. Enfermedad pulmonar obstructiva crónica en la población general. Estudio epidemiológico realizado en Guipúzcoa. Arch Bronconeumol 1998; 34: 23-27.
11. Miravitlles M, Mayordomo C, Artés T, Sánchez-Agudo L, Nicolau F, Segú JL and the EOLO Group. Treatment of chronic obstructive pulmonary disease and its exacerbations in General Practice. Respir Med 1999; 93; 173-179.

12. Hodkin J. Chronic obstructive pulmonary disease. Clin Chest Medicine 1994; 11:363-571.
13. .ERS Consensus Statement. Optimal asessment and management of chronic obstructive pulmonary disease. Eur Repir J 1995; 8:1398-420.
14. Colle J. Chronic non-specific lung diseases (CNSLD) and asthma. epidemiology of diseases. Blackwell Scientific Publications 1982; ISBN 0-632-00686-2.
15. Sobredillo V. Enfermedad Pulmonar Obstructiva Crónica: Enfoque actual. En EPOC: perspectivas actuales. Editor: J Castillo. Madrid 1995; 3-17.
16. . OPS. Estadísticas de Salud en las Américas. Washington 1995.
17. Miravitlles M. El fracaso en el tratamiento de las agudizaciones de la enfermedad pulmonar obstructiva crónica. Factores de riesgo e importancia clínica. Med Clin (Barc) 2002;119:304-14.
18. García-Aymerich J, Monsó E, Marrades RM, Escarrabill J, Félez MA, Sunyer J, et al. Risk factors for hospitalization for a chronic obstructive pulmonary disease exacerbation. Am J Respir Crit Care Med 2001;164:1002-7.
19. Wilson R, Kubin R, Ballin I, Deppermann KM, Bassaris HP, Leophonte P, et al. Five day moxifloxacin therapy compared with 7 day clarithromycin therapy for the treatment of acute exacerbations of chronic bronchitis. J Antimicrob Chemother 1999;44: 501-13.
20. DeAbate CA, Mathew CP, Warner JH, Heyd A, Churh D. The safety and efficacy of short course (5-day) moxifloxacin vs. azithromycin in the treatment of patients with acute exacerbation of chronic bronchitis. Respir Med 2000;94:1029-37.
21. . Mejza F, Gnatiuc L, Buist AS, Vollmer WM, Lamprecht B, Obaseki DO, Nastalek P, Nizankowska-Mogilnicka E, Burney PGJ., BOLD colaboradores. Audaces colaboradores de estudio. Prevalencia y carga de los síntomas de bronquitis crónica: resultados del estudio BOLD. EUR. Respir J. 2017 nov; 50
22. Arkhipov V, Arkhipova D, Miravitlles M, Lazarev A, Stukalina E. Características de los pacientes con EPOC según la clasificación GOLD y los fenotipos clínicos en la Federación de Rusia: el ensayo SUPPORT. Int J Chron Obstruct Pulmon

CAPÍTULO 9

NEUMONÍA
Dra. Maria Jose Pinos Cedeño

Neumonía
Neumonía Adquirida en la Comunidad

Una de las principales causas de morbi-mortalidad en el mundo es la neumonía adquirida en la comunidad (NAC) (Correa, y otros, 2018), con base en un estudio realizado por el Centro de Control y prevención de Enfermedades (CDC) de un grupo de adultos hospitalizados con diagnóstico de (NAC) se logró identificar el agente causal en el 38% (Grief & Loza, 2018), de las causas bacterianas el patógeno prevaleciente es el Streptococcus pneumoniae (Correa, y otros, 2018), Actualmente la resistencia a antibióticos es una emergencia global, lo cual nos precisa a conocer la última información basada en evidencia para el correcto manejo de la NAC (Lee, y otros, 2018).

Definición

NAC es una infección aguda del pulmón que se presenta en pacientes fuera del ámbito hospitalario (Rider & Frazee, 2018), puede producirse por diferentes microorganismos (virus, bacterias y hongos) (Lanks, Musani, & Hsia, 2019).

Fisiopatología

La neumonía se desarrolla cuando la inmunidad celular y humoral, las barreras mecánicas y anatómicas (aclaramiento mucociliar) son insuficientes para eliminar patógenos de las vías respiratorias (Martinez, Mokinley, Soto, & Gualtero, 2018).

Además la ocurrencia de infección dependerá del inóculo bacteriano y la virulencia del microrganismo. Streptococcus pneumoniae, Haemophilus influenzae y bacilos Gram negativos ingresan mediante aspiración de secreciones orofaríngeas a las vías respiratorias inferiores; mientras las bacterias atípicas (Mycoplasma pneumoniae, Chlamydia pneumoniae, Legionella spp) y virus entran por vía inhalatoria. Situaciones que incrementan el riesgo de aspiración son: accidentes cerebro-vascular, trastornos esofágicos y neuromusculares (Lanks, Musani, & Hsia, 2019).

La inflamación sistémica se da por factores locales y citoquinas; produciéndose la fiebre, escalofríos y fatiga. Histológicamente la inflamación ocasiona congestión que progresa a hepatización roja y gris, finalmente etapa de resolución con fibrosis mínima. La acumulación de pus en los alvéolos determina un descenso en la compliance lo cual aumenta el trabajo respiratorio y agrava la hipoxemia y taquipnea (Rider & Frazee, 2018).

Epidemiología

La NAC provoca 3.5 millones de muertes anualmente en todo el mundo (Rider & Frazee, 2018). Está dentro de las diez principales causas de muerte en Ecuador. (Instituto Nacional de Estadísticas y Censos, 2016).

La incidencia de NAC varía entre 1.5 -14 por 1000 casos al año, es común en los extremos de la vida (menores de 5 años y mayores de 65 años), prevalencia mayor en el sexo masculino, mortalidad inferior al 1% en pacientes tratados ambulatoriamente, mientras que en los que requieren hospitalización la mortalidad aumenta al 4-18%, y los que ingresan a UTI puede sobrepasar el 50%.

Etiología

La NAC puede producirse por virus los más comunes son rinovirus e influenza. Dentro de las causas bacterianas Streptococcus pneumoniae encabeza la lista, seguido de Mycoplasma pneumoniae y Staphylococcus aureus; otros patógenos frecuentes son: Legionella pneumophila, Haemophilus influenzae, Chlamydophila pneumoniae y Moraxella catarrhalis (Rider & Frazee, 2018).

Aproximadamente el 6% de las NAC se deben a patógenos PES (Pseudomona aeruginosa, Enterobacterias productoras de betalactamasas de espectro extendido y Staphylococcus aureus meticilino resistente) (Cillóniz, Dominedò, Nicolini, & Torres, 2019).

Etiología por factores epidemiológicos del huésped:
·Alcoholismo: Streptococcus pneumoniae, anaerobios, Klebsiella pneumoniae, Acinetobacter, Mycobacterium tuberculosis.
·Tabaco/Enfermedad Pulmonar Obstructiva Crónica: Haemophilus influenzae, Pseudomona aeruginosa, Legionella, S. pneumoniae, Moraxella catarrhalis, Chlamydia pneumoniae.
·Tabaco: Gram negativos y anaerobios.
·Absceso Pulmonar: Anaerobios, M. tuberculosis y micobacterias atípicas.
·Aves: Chlamydia psittaci.

· Animales de Granja: Coxiella burnetii.
· Vómito tras episodios de tos: Bordetella pertussis.
· Anomalías estructurales pulmón: Pseudomona aeruginosa, Burkholderia cepacia, Staphylococcus aureus. (Lee, y otros, 2018)

Diagnóstico
Clínica y Examen Físico
Cuadro clínico se caracteriza por: disnea, tos productiva, fiebre, dolor torácico y signos de hipoxemia, en los adultos mayores síntomas no tan manifiestos, a veces únicamente hay evidencia de estado alterado de conciencia, molestias gastrointestinales y la fiebre suele estar ausente. (Prina, Ranzani, & Torres, 2015).

En el examen físico, habrá matidez a la percusión, murmullos vesiculares disminuidos y crepitantes inspiratorios. (Rider & Frazee, 2018).

La NAC por Legionella se presenta con cefalea, confusión, diarrea e hiponatremia. Es común que Mycoplasma pneumoniae se asocie con afectación de las vías respiratorias superiores (otitis, faringitis), lesiones en la piel (similar al Síndrome de Stevens-Johnson) y anemia hemolítica. (Prina, Ranzani, & Torres, 2015).

Métodos de Imagen
Radiografía de tórax: Realizar una proyección posteroanterior y lateral en todos los pacientes con NAC para corroborar diagnóstico y valorar localización infiltrados (que aparecen a las 12 horas de inicio de sintomatología) o la presencia de derrame paraneumónico y otras complicaciones como cavitaciones, absceso, etc. (Franquet, 2018). Los hallazgos más frecuentes son la presencia de nódulos peribronquiales, signo de la silueta, opacidades en vidrio deslustrado. (Rider & Frazee, 2018). Sensibilidad entre 38-85%. (Lanks, Musani, & Hsia, 2019).

Tomografía de tórax: Detecta mejor nódulos, opacidades en vidrio esmerilado, consolidaciones (mayor sensibilidad) (Franquet, 2018). No realizar de rutina, a excepción de pacientes en los cuales la Radiografía pierde precisión, como lo son: obesos, inmunocomprometidos, pacientes con alteraciones radiológicos anteriores. También indicada ante la sospecha infección por hongos, complicaciones como abscesos o derrames tabicados. (Correa, y otros, 2018).

Pueden presentarse tres patrones radiológicos:
Lobar: Clásicamente se trata de una consolidación homogénea, que compromete por lo general un solo lóbulo con broncograma aéreo, es el patrón más frecuente y se observa en NAC por: Legionella, Streptococcus pneumoniae y Mycoplasma pneumoniae (Franquet, 2018).

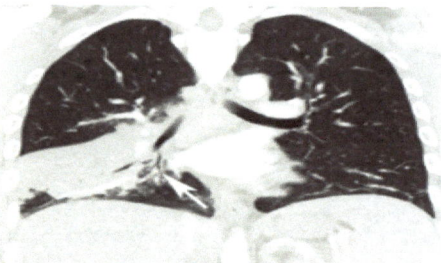

Figura 1 Neumonía Lobar por Streptococcus pneumoniae tomografía consolidación completa del glóbulo inferior derecho más broncograma aéreo recuperado de Franquet.

Neumonía Intersticial: Hay presencia de engrosamiento el intersticio peribronquial, caracterizado por opacidades de tipo reticulonodular, etiología principal: virus y M. pneumoniae (Franquet, 2018).

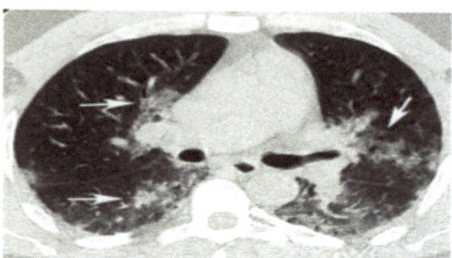

Figura 2 Neumonía por Pseudomonas aeruginosa La tomografía computarizada muestra áreas multifocales bilaterales de consolidado y cavitaciones recuperada de Franquet

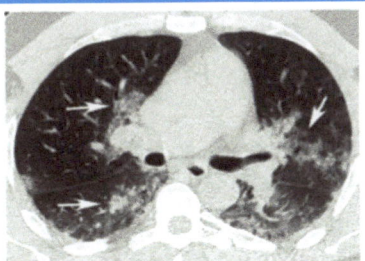

Figura 3 Neumonía por Mycoplasma pnumoniae se observan opacidades bilaterales en vidrio esmerilado recuperado de Franquet.

Tabla 1 Investigación Etiológica

Recomendaciones	Fuerza de Recomendación / Calidad de Evidencia
En los pacientes con NAC tratados ambulatoriamente no solicitar tinción de Gram, cultivos de esputo y sangre. (American Thoracic Society and Infectious Diseases Society of America, 2019)	Fuerte / Muy Baja
En el ámbito hospitalario solicitar Gram, cultivos de esputo y sangre a los pacientes con NAC severa (sobre todo si están intubados), a los que están cubiertos empíricamente contra Staphylococcus aureus resistente a meticilina (SARM) y Pseudomona aeruginosa (American Thoracic Society and Infectious Diseases Society of America, 2019)	Fuerte / Muy Baja
Obtención de Gram, cultivos de esputo y sangre en los pacientes que con anterioridad estuvieron infectados con SARM y P. aeruginosa, particularmente si tuvieron una infección del tracto respiratorio (American Thoracic Society and Infectious Diseases Society of America, 2019)	Condicional/ Muy Baja
En los pacientes con hospitalización previa que recibieron antibióticos parenterales en los últimos 90 días, solicitar Gram, cultivo de esputo y hemocultivos (American Thoracic Society and Infectious Diseases Society of America, 2019)	Condicional/ Muy Baja

En adultos con NAC grave solicitar antígeno neumocócico y para Legionella en orina (American Thoracic Society and Infectious Diseases Society of America, 2019)	Condicional/Baja
Realizar antígeno para Legionella en pacientes adultos con NAC de acuerdo a factores epidemiológicos, por ejemplo un brote de Legionella o viaje reciente (American Thoracic Society and Infectious Diseases Society of America, 2019)	Condicional/ Baja
Realizar detección del virus de la influenza mediante ensayo molecular (amplificación de ácido nucleico) en presencia de casos en la comunidad (American Thoracic Society and Infectious Diseases Society of America, 2019)	Fuerte/Moderada
En pacientes adultos con NAC diagnosticada clínica y radiográficamente se sugiere se inicie antibioticoterapia empírica, independientemente del valor inicial de procalcitonina (American Thoracic Society and Infectious Diseases Society of America, 2019)	Fuerte/Moderada

Diagnóstico Diferencial

El principal diagnóstico diferencial es la bronquitis viral, la disimilitud radica que en la NAC vamos a evidenciar el infiltrado neumónico mientras en la bronquitis no. La presencia de un episodio de tos aguda con una radiografía normal plantea las siguientes entidades: bronquitis, asma, sinusitis, reflujo gastroesofágico, efectos de medicamentos (inhibidores enzima convertidora angiotensina). Por el contrario ante la visualización de un infiltrado en la radiografía, se deberá descartar otras causas no infecciosas que lo produzcan, por ejemplo: edema de pulmón, tromboembolia pulmonar, cáncer de pulmón, hemorragia alveolar, bronquiectasias, neumonía organizada, enfermedad pulmonar intersticial, edema de altura, contusiones traumáticas, abuso de drogas. (Rider & Frazee, 2018).

Sistemas de Puntuación para valorar gravedad y requerimientos de Hospitalización de la Neumonía Adquirida en la Comunidad.

Actualmente se dispone de varias herramientas de puntuación clínicas en NAC que nos indican el grado de severidad de la enfermedad, pronóstico, mortalidad, y guía frente a la decisión de un tratamiento ambulatorio vs hospitalario. Entre las principales se nombran: (Correa, y otros, 2018)

Índice de Severidad de Neumonía (ISN o PSI por sus siglas en inglés): Valora 20 ítems, encasillando a los pacientes en cinco categorías, evalúa mortalidad a los 30 días y determina sitio del tratamiento. Complejo y largo de realizar, sobreestima riesgo en individuos jóvenes comórbidos. (Correa, y otros, 2018)

Tabla 2
Estratificación del riesgo según el índice de gravedad de la neumonía.

- CURB 65. Comprende las siguientes variables: confusión, urea > 50 mg/dl, frecuencia respiratoria > 30, presión arterial sistólica < 90 mm Hg y presión arterial diastólica < 60 mm Hg; y edad > 65 años. Simple de aplicar, no toma en cuenta comorbilidades confiriéndole un valor predictivo para mortalidad inferior al PSI. (Correa, y otros, 2018).

Clase	Puntos	Mortalidad, %	Sitio de Atención Sugerido
I	-	0.1	Ambulatorio
II	≤ 70	0.6	Ambulatorio
III	71-90	2.8	Ambulatorio o hospitalización breve
IV	91-130	8.2	Hospitalización
V	>130	29.2	Hospitalización

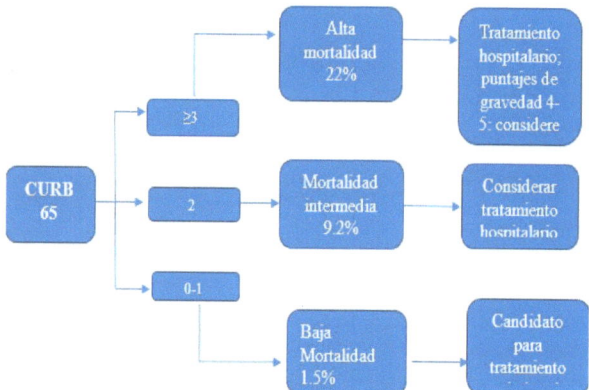

Figura 4 Puntaje CURB-65 y sitio de atención sugerido para pacientes con neumonía adquirida en la comunidad. Recuperado de Correa y otros. CURB-65: confusión mental; Urea; Frecuencia respiratoria; Presión arterial y edad ≥ 65 años.

Criterios mayores:
- o Choque séptico con necesidad de vasopresores
- o Insuficiencia respiratoria que requiere ventilación mecánica

Criterios menores:
- o Frecuencia respiratoria>30 respiraciones / min
- o Relación PaO2/FIO2<250
- o Infiltrados multilobares
- o Confusión/desorientación
- o Uremia (nivel de nitrógeno ureico en sangre>20 mg/dl)
- o Leucopenia (recuento de glóbulos blancos<4.000 células/ml)
- o Hipotermia (temperatura central<36.8 ºC)
- o Hipotensión que requiere reanimación con líquidos agresivos

Se requiere un criterio mayor o tres o más criterios menores para diagnóstico de NAC severa.

Figura 5 Clasificación NAC grave adaptado de Asociación Americana del Tórax y la Sociedad Americana de Enfermedades Infecciosas.

·SMART COP una puntuación mayor a 3 identifica el 92% de los pacientes que necesitaran intubación y vasoactivos, los parámetros que se valoran son los siguientes: (Correa, y otros, 2018)
- o Presión arterial sistólica<90 mmHg (2puntos)
- o Participación multilobar (1punto)
- o Albumina<3.5 g/dL (1punto)
- o RR≥25 respiraciones/min (1punto)
- o HR>125 lpm (1punto)
- o Confusión mental (1punto)
- o SpO2<93% o PaO2<70 mmHg (2puntos)
- o pH<7.30 (2puntos)

Tabla 3 Sistema de estratificación de riesgo.

RECOMENDACIONES	Fuerza de Recomendación / Calidad de Evidencia
Se debe utilizar además de la opinión clínica, un sistema de puntuación validado para determinar el pronóstico y necesidad de tratamiento hospitalario de los pacientes adultos con NAC; preferencialmente el índice de severidad de neumonía (PSI) (American Thoracic Society and Infectious Diseases Society of America, 2019)	Fuerte/Moderada
Aplicar el CURB-65 para determinación de hospitalización en los pacientes adultos con NAC (American Thoracic Society and Infectious Diseases Society of America, 2019)	Condicional/Baja
Los pacientes con hipotensión más uso de vasoactivos o con insuficiencia respiratoria más uso de ventilación mecánica deben ingresar directamente a Unidad de Cuidados Intensivos (UCI) (American Thoracic Society and Infectious Diseases Society of America, 2019)	Fuerte/Baja
Los pacientes que no precisan uso de vasopresores o ventilación mecánica, utilizar el juicio clínico más los criterios de severidad menores establecidos por la IDSA/ATS 2007, para indicar la admisión a UCI (American Thoracic Society and Infectious Diseases Society of America, 2019)	Condicional/Baja

Biomarcadores en Neumonía Adquirida en la Comunidad

Una molécula medible que sirve para determinar diagnóstico y pronóstico de una condición clínica constituye un biomarcador, en NAC los más estudiados y utilizados son la proteína C reactiva (PCR) y Procalcitonina (PCT). PCR es producido principalmente por células hepáticas en respuesta a mediadores inflamatorios, alcanzando su máxima concentración a las 48 horas, un estudio denotó que si los niveles de PCR no disminuyen el 50% a los tres días de tratamiento o el valor no es inferior a 75 mg/L, hay un incremento de la mortalidad a los 30 días. PCT es producida por células parenquimatosas, en reacción a la liberación de toxinas bacterianas y citoquinas, sus niveles se incrementan a las dos horas de exposición a la noxa patógena, ha demostrado ser el mejor biomarcador como predictor de mortalidad y es más sensible para detectar infecciones bacterianas, debido que el PCR también se eleva en procesos inflamatorios. En conclusión la PCT sirve de ayuda junto con el criterio clínico para diagnóstico de NAC; la PCT y PCR nos permiten monitorizar la respuesta al tratamiento, el aumento de estos biomarcadores permite discriminar entre una etiología infecciosa bacteriana vs viral, la utilización de PCT para indicar la duración del tratamiento se asocia con disminución de la mortalidad, menor uso de antibióticos y sus efectos adversos. (Correa, y otros, 2018).

Tratamiento

Tabla 4. Antibioticoterapia en Neumonía Adquirida en la Comunidad.

RECOMENDACIONES.	Fuerza de Recomendación / Calidad de Evidencia
Tratamiento ambulatorio. · En pacientes adultos con NAC sin comorbilidades o factores de riesgo para bacterias resistentes se recomienda: o Amoxicilina 1 g tres veces al día o Dociciclina 100 mg dos veces al día o Azitromicina 500 mg el primer día luego 250 mg diarios o Claritromicina 500 mg dos veces al día, cuando la resistencia por Neumococo a morcólidos sea inferior al 25%	Fuerte/Moderado Condicional/Baja Condicional/Moderada
· En personas comórbidas (enfermedades crónicas cardiacas, pulmonares, renales y hepáticas; diabetes mellitus, alcoholismo, cáncer): o Tratamiento combinada: Amoxicilina + Clavulanato 500 mg / 125 mg tres veces al día, o Amoxicilina / Clavulanato 875 mg / 125 mg dos veces al día, o Cefpodoxime 200 mg dos veces al día, o Cefuroxima 500 mg dos veces al día; Un macrólido (Azitromicina 500 mg el primer día y luego 250 mg diarios, Claritromicina 500 mg dos veces al día) o Doxiciclina 100 mg dos veces al día. o Fluoroquinolona respiratoria (Levofloxacina 750 mg al día, Moxifloxacina 400 mg al día) como monoterapia. (American Thoracic Society and Infectious Diseases Society of America, 2019)	Fuerte/Moderada Condicional/Baja Fuerte/Moderada

Tratamiento intrahospitalario. · Individuos sin factores de riesgos para SARM o P.aeruginosa; y que no cumplan criterios para NAC severa: o Terapia Dual: Ampicilina+ Sulbactam 1.5–3 g cada 6 h, Cefotaxima 1– 2 g cada 8 h, Ceftriaxona 1–2 g al día; y Azitromicina 500 mg al día o claritromicina 500 mg dos veces al día. o Levofloxacina 750 mg al día o Moxifloxacina 400 mg al día.	Fuerte/Alta Fuerte/Alta
· Individuos con NAC severa: o Macrólido y Betalactámico. o Quinolona Respiratoria y Betaláctamico.	Fuerte/Moderada Fuerte/Baja
· Pacientes con factores de riesgo validados para SARM adicionar: o Vancomicina 15 mg /kg cada 12 horas o Linezolid 600 mg cada 12 horas.	Fuerte/Moderada
· Pacientes con factores de riesgo validados para P. aeruginosa: o Piperacilina-tazobactam 4,5 g cada 6 h, Cefepime 2 g cada 8 h, Ceftazidima 2 g cada 8 h, aztreonam 2 g cada 8 h, Meropenem 1 g cada 8 h o Imipenem 500 mg cada 6 h. (American Thoracic Society and Infectious Diseases Society of America, 2019)	Fuerte/Moderada

Duración del Tratamiento y Desalación

Actualmente se preconizan tratamientos cortos, con menor tasa de efectos adversos, antibiótico-resistencia, mayor adherencia por parte del paciente, menor estadía y costos hospitalarios. (Correa, y otros, 2018). Una revisión que incluyó 6 ensayos controlados aleatorios, mostró éxito clínico en el 87-95% con curso de antibióticos corto vs tratamiento largo 88-94%. (Møller, Nygaard, Bjerrum, & Hansen, 2019). Una vez obtenidos los resultados de microbiología se debe deescalar la terapia antibiótica, para lo cual resulta de gran ayuda la PCT (un descenso mayor a 80% del nivel inicial o valores menores a 0.25 ng/ml indica buena respuesta al tratamiento). (Lanks, Musani, & Hsia, 2019).

Tabla 5. Duración del tratamiento

RECOMENDACIÓN.	Fuerza de Recomendación / Calidad de Evidencia
La duración de los antibióticos debe determinarse por la respuesta y estabilidad clínica del paciente, no menos de 5 días. (American Thoracic Society and Infectious Diseases Society of America, 2019)	Fuerte/ Moderada
Se debe cambiar a antibioticoterapia oral, cuando el paciente se encuentre clínicamente estable y tolere la vía oral. (Lee, y otros, 2018)	Fuerte/Alta.

Neumología

Terapias Adyuvantes
Corticoterapia en Neumonía en Neumonía Adquirida en la Comunidad.

En la NAC la producción de corticoides endógenos, promueve la liberación de proteínas antinflamatorias y la inhibición de sustancias pro inflamatorias, mecanismo por el cual la administración de Corticoterapia en los últimos años ha demostrado con moderada calidad de evidencia, mejoría en ciertos parámetros del curso de la NAC como lo son: disminución de estancia hospitalaria, y el tiempo para llegar a estabilidad clínica, menor progresión a SDRA y ventilación mecánica. No hay diferencia en lo que se refiere a mortalidad (Correa, y otros, 2018)

Tabla 6. Corticoterapia en NAC

RECOMENDACIÓN.	Fuerza de Recomendación / Calidad de Evidencia
Administrar Corticoterapia en pacientes con NAC y choque séptico que no responde a fluidoterapia y vasoactivos. (Rhodes, y otros, 2017)	Débil/ Baja

Complicaciones
Pueden darse de manera común: El derrame paraneumónico no amerita un manejo diferente al de la NAC, ya que se trata de un exudado inflamatorio libre de microorganismos; sin embargo cuando diseminación de las bacterias al espacio pleural puede haber progresión a empiema, cuyo tratamiento es el drenaje emergente. El Absceso pulmonar es una complicación seria que se da por infecciones necrotizantes o aspiración de secreciones orotraqueales contaminadas con anaerobios, se requiere lobectomía o neumonectomía, también se ha menciona como una alternativa el drenaje endotraqueal.

Prevención
- Recomendaciones vacuna Influenza: Mayores de 60 años; enfermedades crónicas pulmonares, cardiacas, renal, hepática, hematológica; inmunodeprimidos; trastornos pulmonares restrictivos, enfermedades que producen disfunción mucociliar; embarazadas, lactancia, residentes en

asilos, equipo de salud, privados de la libertad. (Correa, y otros, 2018).

- Recomendaciones vacuna Neumococo: Mayores de 60 años. Entre 2-59 años que tengan: enfermedades crónicas, alcoholismo, fistulas cerebroespinales, implantes cocleares, trastornos o uso de drogas inmunosupresoras. Entre 19- 59 años con asma o hábito tabáquico. (Correa, y otros, 2018)

Neumonía Nosocomial y Asociada a Ventilador
Definiciones
Neumonía Adquirida en el Hospital (NAH) es la que se presenta en pacientes internados por más de 48 horas, que no estaba en incubación al momento de la admisión, hasta luego de 14 días posterior al alta médica (Torres, y otros, 2017).

Neumonía Asociada a Ventilación (NAV). Se da en los pacientes en UCIs que tienen el antecedente de ventilación mecánica hace más de 48 horas. (Torres, y otros, 2017).

Epidemiología
Su incidencia va entre 5 a 20 casos por 1000 internaciones, predominando en pacientes inmunocomprometidos, los que cursan un postquirúrgico, trauma craneoencefálico y senilidad. El riesgo de adquirir una NAV es mayor los primeros días que el paciente está intubado, es así que es del 3% por día (los cinco primeros días), 2% por día (quinto al décimo día) y del 1% el resto de días. (Torres, y otros, 2017).

Etiología

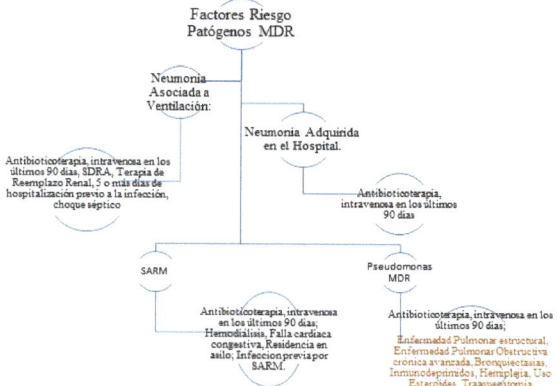

Figura 6 Factores de riesgo para gérmenes multidrogoresistentes (MDR), en color rojo factores de riesgo para Pseudomona no MDR, adaptado de Infectious Diseases Society of America and the American Thoracic Society

Neumología

Tabla 7

Diagnóstico de Neumonía Nosocomial y Asociada a la Ventilación Mecánica.

RECOMENDACIONES.	Fuerza de Recomendación / Calidad de Evidencia
Tomar muestras para cultivos semicuantitativos de secreciones respiratorias mediante métodos no invasivos. (Infectious Diseases Society of America and the American Thoracic Society., 2016)	Débil/Baja.
Guiar Antibioticoterapia en la NAH con base en los reportes de microbiología. (Infectious Diseases Society of America and the American Thoracic Society., 2016)	Débil/Muy Baja.
Para el comienzo del tratamiento antibiótico basta el juicio clínico; sobre: · Niveles de Procalcitonina + juicio clínico. · PCR + juicio clínico. (Infectious Diseases Society of America and the American Thoracic Society., 2016)	Fuerte/Moderada. Débil/Baja.

Tratamiento

Tabla 8. Tratamiento Empirico para la Neumonia Adquirida en el Hospital y Neumonia Asociada a la Ventilacion Mecanica.

RECOMENDACIONES.	Fuerza de Recomendación / Calidad de Evidencia
Terapia Empírica. Cubrir Estafilococo aureus, Pseudomona aeruginosa y otros bacilos Gram negativos en NAV. Prescribir fármacos con cobertura para Estafilococo aureus, bacilos Gram negativos y P. aeruginosa en NAH. · Si se desconoce la prevalencia local de SARM, o se éste se aísla en más del 10-20% de los cultivos de la unidad hospitalaria, o presenta algún factor de riesgo descritos en el cuadro, se debe añadir un fármaco activo contra SARM. o Con Vancomicina o Linezolid en NAV. o Con Vancomicina o Linezolid en NAP. · Sin factores de riesgo para SARM, o aislamientos hospitalarios inferiores al 10%, cubrir SASM. o Con un tratamiento que incluya Piperacilina tazobactam, Cefepime, Levofloxacino, Imipenem o Meropenen. Doble cobertura Anti-Pseudomona en pacientes con NAV en sitios donde se desconoce la prevalencia local; en UTIs donde más del 10% de los cultivos que reportan gérmenes Gram negativos son resistentes a un agente considerado en monoterapia. Dos fármacos de distinta clase con actividad frente a P. aeruginosa ante factores que aumenten la probabilidad de este agente etiológico, alto riesgo de mortalidad (choque séptico, soporte ventilatorio). El resto de pacientes que no cumplen con estos criterios pueden ser tratados con un solo antipseudomónico. (Infectious Diseases Society of America and the American Thoracic Society., 2016)	Fuerte/Baja. Fuerte/ Muy Baja. Débil/Muy Baja. Fuerte/Moderada. Fuerte/Baja. Débil/Muy Baja. Débil/Muy Baja. Débil/Baja. Débil/Muy Baja.
La duración del tratamiento en NAV es de 7 días. Al igual que en NAH.	Fuerte/Moderada. Fuerte/Muy Baja.

Antibióticos contra patógenos específicos

Terapia Específica				
•SARM •Vancomicina •Linezolid	•Pseudomona •Monoterapia con un agente contra Pseudomona (de acuerdo a sensibilidad reportada en el cultivo) •Doble terapia antipseudomona (choque séptico y ventilación mecánica).	•Bacilos Gram negativos productores de Betalactamasas de espectro extendido •Antibioterapia basada en la susceptibilidad microbiológica	•Acinetobacter •Carbapenémico •Ampicilina Sulbactam (dependiente de sensibilidad). •Polimixina cuandoes resistente a fármacos previamente mencionados. •No utilizar Tigeciclina	•Bacilos Gram negativos productores de Betalactamasas de espectro extendido •Antibioterapia basada en la susceptibilidad microbiológica

Figura 7 Tratamiento específico de acuerdo al patógeno aislado adaptado de la Infectious Diseases Society of America and the American Thoracic Society.

Tabla 9
Antibioticoterapia Inhalada

Recomendación	Fuerza de Recomendación / Calidad de Evidencia
Administrar terapia combinada: Inhalada más sistémica en pacientes con NAV por Pseudomona u otros bacilos Gram negativos únicamente sensibles a aminoglucósidos y polimixinas.	Débil/ Muy Baja.

Bibliografía

1. American Thoracic Society and Infectious Diseases Society of America. (2019). *Diagnosis and Treatment of Adults with Community-acquired Pneumonia.* Am J Respir Crit Care Med, 200, 45-67. doi:10.1164/rccm.201908-1581ST
2. Cillóniz, C., Dominedò, C., Nicolini, A., & Torres, A. (2019). *PES Pathogens in Severe Community-Acquired Pneumonia.* MICROORGANISMS, 49. doi:10.3390/microorganisms7020049.
3. Correa, R., Costa, A., Ludgren, F., Michelin, L., Figueiredo, M., Holanda, M., . . . Corso, M. (2018). *2018 recommendations for the management of community acquired pneumonia.* J Bras de Pneumol., 44, 405-424. doi:10.1590/1806-37562018000000130
4. Franquet, T. (2018). *Imaging of Community-acquired Pneumonia.* J Thorac Imaging, 282-294. doi:10.1097/RTI.0000000000000347
5. Grief, S., & Loza, J. (2018). *Guidelines for the Evaluation and Treatment of Pneumonia.* Prim Care, 45, 485-503. doi:10.1016/j.pop.2018.04.001
6. Infectious Diseases Society of America and the American Thoracic Society. (2016). *Management of Adults With Hospital-acquired and Ventilator-associated Pneumonia: 2016 Clinical Practice Guidelines by the Infectious Diseases Society of America and the American Thoracic Society.* Clin Infect Dis., 63, 61-111. doi:10.1093/cid/ciw353.
7. Instituto Nacional de Estadísticas y Censos. (2016). *Registro Estadístico de Nacidos vivos.*
8. Lanks, C., Musani, A., & Hsia, D. (2019). *Community-acquired Pneumonia and Hospital-acquired Pneumonia.* Med Clin North Am, 103, 487-501. doi:10.1016/j.mcna.2018.12.008
9. Lee, M. s., Oh, J. Y., Kang, C.-I., Kim, E. S., Park, S., Rhee, C. K., . . . Kiem, S. (2018). *Guideline for Antibiotic Use in Adults with Community-acquired Pneumonia.* Infect Chemother, 50, 160-198. doi:10.3947/ic.2018.50.2.160
10. Lee, M., Youn, J., Kang, C.-I., Kim, E. S., Park, S., Rhee, C., . . . Kiem, S. (2018). *Guideline for Antibiotic Use in Adults with Community-acquired Pneumonia.* 50, 160-198. doi:10.3947/ic.2018.50.2.160
11. Martinez, S., Mokinley, E., Soto, M., & Gualtero, S. (2018). *Neumonía adquirida en la comunidad: una revisión narrativa.* Univ. Med., 59, 1-10. doi:10.11144/Javeriana.umed59-4.neum
12. Møller, G., Nygaard, J., Bjerrum, L., & Hansen, M. (2019). *Short-course versus long-course antibiotic treatment for community acquired pneumonia: a literature review.* Basic Clin Pharmacol Toxicol., 124, 550-559. . doi:10.1111/bcpt.13205
13. Prina, E., Ranzani, O., & Torres, A. (2015). *Community-acquired pneumonia.* Lancet, 1097-108. doi:10.1016/S0140-6736(15)60733-4
14. Rhodes, A., LE, E., Alhazzani, W., Levy, M., Antonelli, M., Ferrer, R., . . . De Backer, D. (2017). *Surviving Sepsis Campaign: International Guidelines for Management of Sepsis and Septic Shock: 2016.* Crit Care Med., 486-552. doi:10.1097/CCM.0000000000002255
15. Rider, A., & Frazee, B. (2018). *Community-Acquired Pneumonia.* Emerg Med Clin North Am, 36, 665-683. doi:10.1016/j.emc.2018.07.001.
16. Torres, A., Niederman, M., Chastre, J., Ewig, S., Vandellos, P., Hanberger, H., . . . Timist, J. (2017). *International ERS/ESICM/ESCMID/ALAT guidelines for the management of hospital-acquired pneumonia and ventilator-associated pneumoni.* Eur Respir J, 1700582. doi:10.1183/13993003.00582-2017